Regreß des Kassenarztes

Regreß des Kassenarztes

von
Rainer Hess

Aesopus Verlag

Anschrift des Verfassers:
Dr. Rainer Hess
Justitiar der Kassenärztlichen Bundesvereinigung und Bundesärztekammer
Haedenkampstraße 3
5000 Köln-Lindenthal

ISBN 3-87949-061-9

© 1981 by Aesopus Verlag GmbH, Basel, Wiesbaden.
Alle Rechte, insbesondere das der Übersetzung in fremde Sprachen, vorbehalten.
Nachdruck, auch auszugsweise, nur mit ausdrücklicher Genehmigung des Verlages.

Gesamtherstellung: Wiesbadener Graphische Betriebe GmbH, Wiesbaden

Inhaltsverzeichnis

Abkürzungsverzeichnis 7
1. Grundzüge des Kassenarztrechts. 9
   1.1 Eigenheiten des Rechts der deutschen sozialen Krankenversicherung. 9
   1.2 Einbindung des freiberuflich tätigen Kassenarztes in ein öffentlich-rechtliches Vertragssystem 10
   1.3 Unterschiede zwischen RVO-, Ersatzkassen, Bundesknappschaft 12
   1.4 Kassenärztliche Gesamtvergütung und Honorarverteilung . 16
      1.4.1 RVO-Krankenkassen 17
      1.4.2 Ersatzkassen. 19
   1.5 Gegenstand der kassenärztlichen Versorgung 20

2. Inhalt des Wirtschaftlichkeitsgebotes der RVO. 23
   2.1 Gesetzliche Grundlagen und Rechtsprechung zum Wirtschaftlichkeitsbegriff. 23
   2.2 Wirtschaftlichkeit der Behandlungsweise 27
   2.3 Wirtschaftlichkeit der Verordnungsweise 29

3. Zuständigkeiten der Prüfinstanzen und Prüfverfahren. 35
   3.1 RVO-Krankenkassen. 36
      3.1.1 Prüfinstanzen 36
      3.1.2 Aufgaben der Prüfinstanzen 38
      3.1.3 Prüfverfahren 44
   3.2 Ersatzkassen 53
      3.2.1 Prüfinstanzen 54
      3.2.2 Prüfverfahren 56

4. Prüfung der Wirtschaftlichkeit der Behandlungsweise 61
   4.1 Grundzüge der Rechtsprechung 61
   4.2 Einzelprüfung der abgerechneten Leistungen. 70
   4.3 Beispielhafte Einzelprüfung bei erheblicher Überschreitung des Fachgruppendurchschnitts. 72

4.4 Statistische Vergleichsprüfung bei offensichtlichem Mißverhältnis zur Fachgruppe 81

4.5 Inhalt der Prüfentscheidung 86

5. Prüfung der Wirtschaftlichkeit der Verordnungsweise 87

5.1 Grundzüge der Rechtsprechung 88

5.2 Besonderheiten in der Wirtschaftlichkeitsprüfung der Verordnungsweise 89

5.3 Inhalt der Prüfentscheidung 90

6. Sozialgerichtsverfahren gegen Prüfentscheidungen 91

Anhang 95

Stichwortverzeichnis 125

Abkürzungsverzeichnis

a.a.O.	am angegebenen Ort
Abs.	Absatz
AEV	Arbeiter-Ersatzkassen-Verband
AEKV	Arzt/Ersatzkassenvertrag
AG 19	Arbeitsgemeinschaft nach §19 AEKV
a.F.	alte Fassung
Art.	Artikel
BGBl.	Bundesgesetzblatt
BMÄ	Bewertungsmaßstab Ärzte
BMV	Bundesmantelvertrag
BSG	Bundessozialgericht
BVerfG	Bundesverfassungsgericht
bzw.	beziehungsweise
Breithaupt	Breithaupt, Sammlung von Entscheidungen aus dem Sozialrecht
DÄ	Deutsches Ärzteblatt
EBM	Einheitlicher Bewertungsmaßstab
EGO	Ersatzkassen-Gebührenordnung
etc.	et cetera
ff.	folgende
GKV	Gesetzliche Krankenversicherung
HVM	Honorarverteilungsmaßstab
i.d.F.	in der Fassung
i.V.m.	in Verbindung mit
KV	Kassenärztliche Vereinigung
KVWG	Krankenversicherungs-Weiterentwicklungsgesetz
KVKG	Krankenversicherungs-Kostendämpfungsgesetz
KVLG	Gesetz über die Krankenversicherung der Landwirte
LKK	Landesverband der Krankenkasse
LSG	Landessozialgericht
Nr.	Nummer
Rdnr.	Randnummer
RKG	Reichsknappschaftsgesetz
RVO	Reichsversicherungsordnung

SG	Sozialgericht
SGB I	Sozialgesetzbuch I. Buch
SGB X	Sozialgesetzbuch X. Buch
SozR	Sozialrecht-Rechtsprechung und Schrifttum — bearbeitet von den Richtern des Bundessozialgerichts
s.o.	siehe oben
USK	Urteilssammlung für die gesetzliche Krankenversicherung
vgl.	vergleiche
VDAK	Verband der Angestelltenersatzkassen
z.B.	zum Beispiel

1. Grundzüge des Kassenarztrechts

1.1 Eigenheiten des Rechts der deutschen sozialen Krankenversicherung

Das Recht der deutschen sozialen Krankenversicherung unterscheidet sich u. a. dadurch wesentlich vom Gesundheitssicherungssystem anderer Länder, daß

a) der Anspruchsberechtigte (Sozialversicherter und mitversicherte Familienangehörige) einen Naturalleistungsanspruch gegen seine Krankenkasse auf Krankenversorgung, Krankheitsfrüherkennung und Gesundheitsvorsorge im gesetzlich festgelegten Umfang hat,

b) die Krankenkasse diesen gegen sie gerichteten Naturalleistungsanspruch aber, von wenigen Ausnahmen abgesehen, nicht durch eigene Gesundheitseinrichtungen erfüllt, sondern mit selbständigen Leistungserbringern (Ärzte, Zahnärzte, Apotheker, Krankenhäuser, Heilmittellieferanten etc.) Verträge über die Versorgung der Anspruchsberechtigten abschließt.

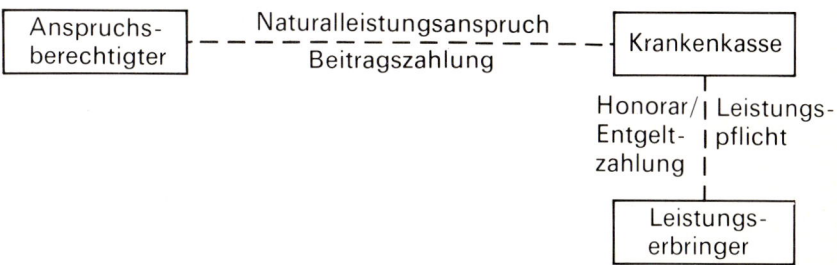

Im Gegensatz zu diesem deutschen System der gesetzlichen Krankenversicherung stehen

a) Kostenerstattungssysteme, in denen der Anspruchsberechtigte selbst einen Behandlungsvertrag mit dem Leistungserbringer abschließt und diesem gegenüber die erbrachte Leistung bezahlt; die Krankenversicherung gleicht lediglich im Innenverhältnis zum Anspruchsberechtigten die diesem für die Behandlung bzw. Untersuchung oder Beratung entstehenden Kosten ganz oder teilweise nach Maßgabe ihres Leistungstarifs aus.

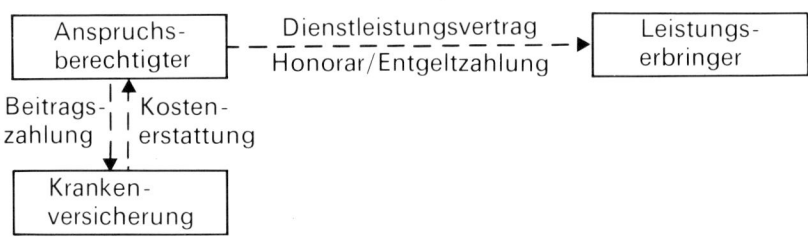

z. B. private Krankenversicherung in Deutschland, gesetzliche Krankenversicherung in Belgien

b) Naturalleistungssysteme, in denen der Versicherungs- oder Versorgungsträger die Leistung durch eigene Einrichtungen (Ambulatorien, Krankenhäuser und darin angestellte Leistungserbringer) erfüllt.

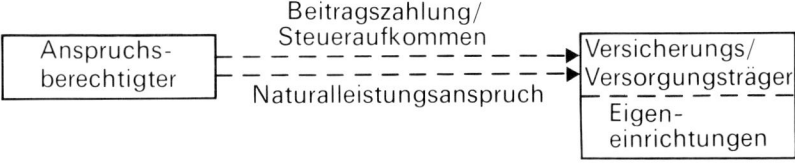

z. B. Nationale Gesundheitsdienste in Großbritannien, Schweden, Krankenversicherungssystem der IKA in Griechenland.

1.2 Einbindung des freiberuflich tätigen Kassenarztes in ein öffentlich-rechtliches Vertragssystem

Eine weitere Eigenheit des deutschen Systems der gesetzlichen Krankenversicherung ist, daß auf der vorstehend geschilderten Grundlage die Krankenkasse die ambulante ärztliche Versorgung der Anspruchsberechtigten nicht mehr durch Verträge mit dem einzelnen Arzt als Leistungserbringer abschließt, sondern an die Stelle des Einzelvertrages ein gesetzliches System von Kollektivverträgen getreten ist.

In diesem System stehen sich die Kassenärztlichen Vereinigungen als der genossenschaftliche Zusammenschluß der Kassenärzte auf der einen Seite und die Krankenkassen bzw. deren Verbände auf der anderen Seite als gleichberechtigte Vertragspartner gegenüber.

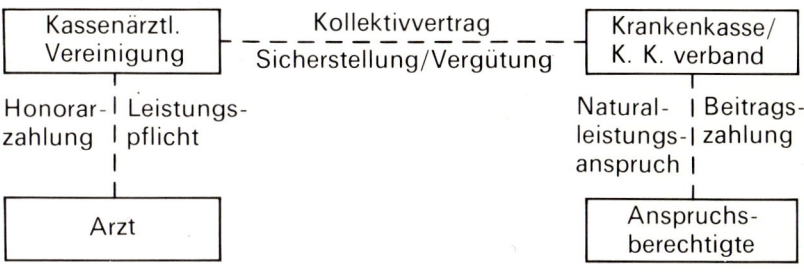

In diesem System übernimmt die Kassenärztliche Vereinigung kraft Gesetzes oder kraft Vertrages gegenüber den jeweiligen Trägern der gesetzlichen Krankenversicherung die Sicherstellung der ambulanten ärztlichen Versorgung. Sie erfüllt diesen Sicherstellungsauftrag primär durch ihre Mitglieder, die zugelassenen Kassenärzte, die beteiligten Krankenhausärzte bzw. im Rahmen der ersatzkassenärztlichen Versorgung die beteiligten Vertragsärzte, kann aber auch andere Ärzte oder ärztlich geleitete Einrichtungen zur Teilnahme an der kassenärztlichen/ vertragsärztlichen Versorgung ermächtigen, soweit dies zur Erfüllung des sachbezogenen auf die ambulante Versorgung gerichteten Sicherstellungsauftrages erforderlich ist[1].

Durch die Mitgliedschaft des Kassenarztes in der Kassenärztlichen Vereinigung wird kein Anstellungsverhältnis begründet. Der Kassenarzt bleibt vielmehr freiberuflich tätig, ist jedoch auf Grund seiner Mitgliedschaft an die gesetzlichen Bestimmungen des Kassenarztrechts, die auf dessen Grundlage abgeschlossenen Verträge (vgl. 1.3) und die von seiner Kassenärztlicher Vereinigung beschlossenen Satzungsbestimmungen gebunden.

---

[1] Das für die Teilnahme an der kassenärztlichen/vertragsärztlichen Versorgung maßgebende Zulassungs- bzw. Ermächtigungsverfahren sowie die Unterscheidung zwischen ordentlichen und außerordentlichen Mitgliedern der KV'en und Besonderheiten im Abschluß von Verträgen mit Krankenhäusern und ärztlich geleiteten Einrichtungen im Rahmen der ambulanten psychiatrischen bzw. psychotherapeutischen Versorgung sowie der ambulanten Durchführung von Schwangerschaftsabbrüchen oder Sterilisationen werden hier nicht dargestellt, da dies für das Thema der Wirtschaftlichkeitsprüfung nicht relevant ist.

Der freiberuflich tätige Arzt tritt somit durch die Zulassung zur kassenärztlichen Versorgung und die dadurch bedingte Mitgliedschaft zur Kassenärztlichen Vereinigung in einen öffentlich-rechtlichen Status, welcher für ihn besondere Rechte [aktives und passives Wahlrecht zu den Organen der Kassenärztlichen Vereinigung, Anspruch auf Teilnahme an der kassenärztlichen Versorgung und auf Teilnahme an der Honorarverteilung (dazu unten 1.4)] und besondere Pflichten (Pflicht zur Behandlung auf Krankenschein, Teilnahme am kassenärztlichen Notfall- und Bereitschaftsdienst, Ankündigung und Abhalten ausreichender Sprechstunden, Beachtung des Wirtschaftlichkeitsgebots der RVO etc.) begründet.

1.3 Unterschiede zwischen RVO-, Ersatzkassen, Bundesknappschaft

In dem unter 1.2 aufgezeigten System der Kollektivvertragsbeziehungen ist auf der Seite der Krankenversicherungsträger zu unterscheiden zwischen den sogenannten RVO-Krankenkassen (§ 225 Reichsversicherungsordnung), den Ersatzkassen (§ 503 ff RVO) und der Bundesknappschaft (§§ 7, 20 RKG)[2].
Die *Rechtsbeziehungen* der Kassenärztlichen Vereinigungen *zu den RVO-Krankenkassen* (Orts-, Betriebs-, Innungs-, landwirtschaftliche Krankenkassen) sind gesetzlich durch das *Gesetz über Kassenarztrecht* vom 17. August 1955 (BGBl. S. 513) normiert[3].

Dieses Gesetz regelt

a) die Bildung von Kassenärztlichen Vereinigungen und einer Kassenärztlichen Bundesvereinigung als Körperschaften öffentlichen Rechts,

---

[2] Auf die historisch gewachsene Unterscheidung zwischen RVO- und Ersatz-Kassen kann im Rahmen dieser Abhandlung über die Wirtschaftlichkeitsprüfung nicht eingegangen werden. Der Bundesknappschaft obliegt als Träger der gesetzlichen Krankenversicherung die Gewährleistung eines ausreichenden Krankenversicherungsschutzes gegenüber den im Bergbau Beschäftigten und ihren mitversicherten Familienangehörigen.

[3] Das Gesetz gilt jetzt in der Fassung des Krankenversicherungs-Weiterentwicklungsgesetzes – KVWG – vom 28. Dezember 1976 (BGBl. S. 3871), des Krankenversicherungs-Kostendämpfungsgesetzes – KVGK – vom 27. Juni 1977 (BGBl. S. 1069) und des Sozialgesetzbuches – X. Buch – SGB (X) vom 18. August 1980 (BGBl. S. 1469).

b) in Verbindung mit der auf der Grundlage dieses Gesetzes beschlossenen Zulassungsordnung die Voraussetzungen für die Teilnahme von Ärzten an der kassenärztlichen Versorgung,
c) die Einrichtung und die Aufgaben von Ausschüssen der gemeinsamen Selbstverwaltung auf dem Gebiet der Zulassung von Ärzten, der Bewertung ärztlicher Leistungen, der Festlegung von Richtlinien über den Inhalt der kassenärztlichen Versorgung sowie der Festsetzung des Inhalts von Gesamtverträgen bei Nichteinigung der Vertragspartner (Zulassungsausschuß und Berufungsausschuß für Ärzte, Bewertungsausschuß für ärztliche Leistungen, Bundesausschuß und Landesausschüsse für Ärzte und Krankenkassen, Bundesschiedsamt und Landesschiedsämter),
d) die Grundsätze für die Vertragsgestaltung zwischen Kassenärztlichen Vereinigungen bzw. Kassenärztlicher Bundesvereinigung und RVO-Krankenkassen bzw. deren Verbänden auf Landes- und Bundesebene (Gesamtverträge und Bundesmantelvertrag) (§ 368 g RVO),
e) die Grundsätze für die Festsetzung und Veränderung der kassenärztlichen Gesamtvergütung und eines Arzneimittelhöchstbetrages (§ 368 f RVO vgl. unten 2.3 zu c),
f) den Inhalt der kassenärztlichen Versorgung und damit den Umfang des den Kassenärztlichen Vereinigungen gesetzlich den Krankenkassen gegenüber übertragenen Sicherstellungsauftrages, die Grundsätze der Bedarfsplanung und der Wirtschaftlichkeitsprüfung in der kassenärztlichen Versorgung und das hierbei zu beachtende Verfahren (§ 368, § 368 n RVO),
g) die grundsätzlichen Rechte und Pflichten des Kassenarztes bzw. des an der kassenärztlichen Versorgung teilnehmenden Arztes (§ 368 d, e RVO)
(siehe Abb. S. 14).

Das Gesetz über Kassenarztrecht galt bei seinem Inkrafttreten ausschließlich für die RVO-Krankenkassen und nicht für die sogenannten Ersatzkassen (Arbeiter- und Angestellten-Ersatzkassen) und für die Bundesknappschaft.

Für sie bestimmte das ursprüngliche Kassenarztrecht lediglich, daß die Kassenärztlichen Vereinigungen mit Zustimmung der Aufsichtsbehörden die Sicherstellung der ärztlichen Versorgung durch entsprechende Verträge übernehmen konnten.

Dies ist in der Vergangenheit in einer über 50 Jahren andauernden *Vertragsbeziehung zu den Verbänden der Ersatzkassen* geschehen. In

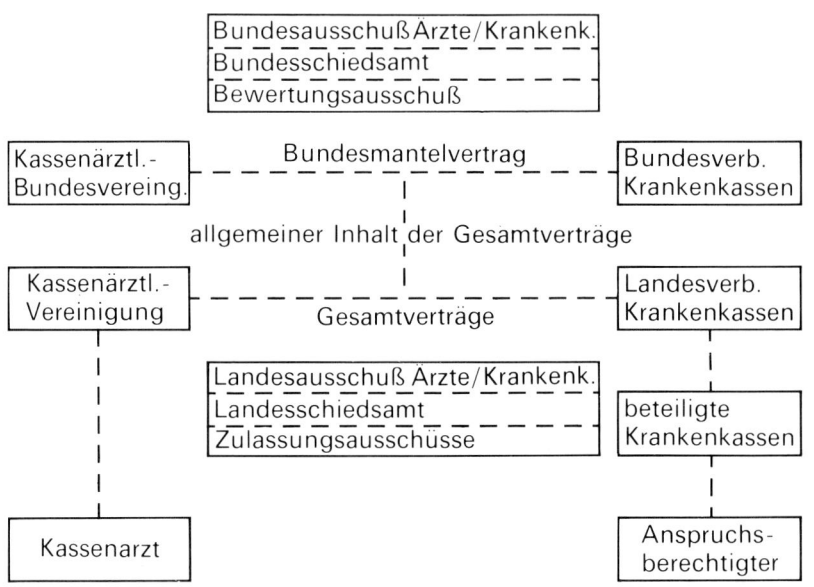

diesen Verträgen sind auch besondere den Eigenarten des Vertragsverhältnisses zu den Ersatzkassen entsprechende Bestimmungen über die Wirtschaftlichkeitsprüfung enthalten, die in den folgenden Kapiteln jeweils gesondert abgehandelt werden.

Durch die Folgegesetzgebung nach Inkrafttreten des Gesetzes über Kassenarztrecht sind in zunehmendem Umfange Bestimmungen zur kassenärztlichen Versorgung auch für die Rechtsbeziehungen zu den Ersatzkassen für verbindlich erklärt worden. Dies gilt insbesondere für den vom Bewertungsausschuß für ärztliche Leistungen beschlossenen Einheitlichen Bewertungsmaßstab, einen Teil der Richtlinien des Bundesausschusses sowie für die Grundsätze der Vertragsgestaltung (Näheres dazu, soweit für die Wirtschaftlichkeitsprüfung relevant, unten 3.2).

Nach wie vor bestehen aber zwischen den Kassenärztlichen Vereinigungen und den Verbänden der Ersatzkassen auf der Grundlage des § 368 n Abs. 2 Satz 3 RVO eigenständige vertragliche Beziehungen. Sie unterscheiden sich insbesondere dadurch von dem für die RVO-Krankenkassen geltenden Vertragssystem, daß die vertragliche Regelung der Versorgung der Ersatzkassenversicherten ausschließlich auf Bundesebene durch den zwischen der Kassenärztlichen Bundesvereinigung und den

Verbänden der Ersatzkassen (VDAK, AEV) abgeschlossenen Arzt/ Ersatzkassen-Vertrag erfolgt ist.
Die Unterscheidung zwischen Bundesmantelvertrag und Gesamtverträgen besteht im Ersatzkassenbereich somit nicht. Die Kassenärztlichen Vereinigungen und die Ersatzkassen führen vielmehr den auf Bundesebene beschlossenen Arzt/Ersatzkassenvertrag in eigener Verantwortung durch. Eine weitere Eigenart besteht im Vergütungssystem (dazu unten 1.4). Die Teilnahme an der vertragsärztlichen Versorgung der Ersatzkassenversicherten ist nicht automatisch an die Teilnahme der kassenärztlichen Versorgung der RVO-Kassenversicherten gekoppelt. Neuerdings kann allerdings ein Arzt nur noch dann als Vertragsarzt an der vertragsärztlichen Versorgung beteiligt werden, wenn er gleichzeitig auch an der kassenärztlichen Versorgung teilnimmt (§ 525c RVO).
Im Umkehrverhältnis besteht diese Bindung jedoch nicht; ein Arzt kann sich daher auf die Teilnahme an der kassenärztlichen Versorgung beschränken.
Die folgende Skizze zeigt die Struktur der zwischen den Kassenärztlichen Vereinigungen und den Ersatzkassen bestehenden vertraglichen Beziehungen.

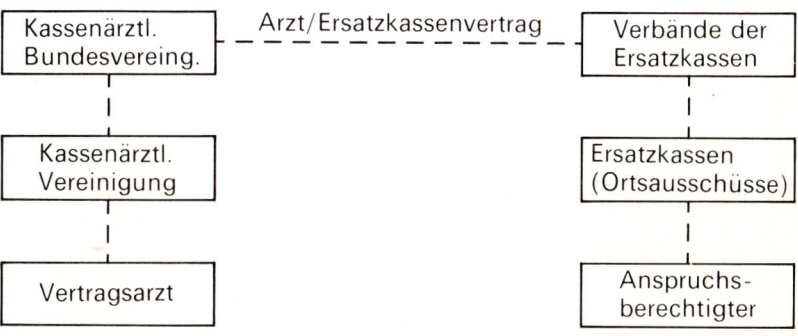

Das *Rechtsverhältnis* der Kassenärztlichen Vereinigungen *zur knappschaftlichen Krankenversicherung* regelt ebenfalls auf der Grundlage des § 368n Abs. 2 Satz 3 RVO der Vertrag zwischen der Bundesknappschaft und der Kassenärztlichen Bundesvereinigung über die ärztliche Versorgung der bei der Bundesknappschaft Versicherten und ihrer anspruchsberechtigten Angehörigen vom 18. 6. 1970 in der Fassung vom 30. 1. 1980,

soweit die Bundesknappschaft diese ärztliche Versorgung nicht anderweitig, z. B. durch Sprengelärzte, regelt.
In diesem Vertrag wird weitgehend auf die zwischen der Kassenärztlichen Bundesvereinigung und den Bundesverbänden der RVO-Krankenkassen getroffenen vertraglichen Regelungen verwiesen bzw. eine inhaltsgleiche Regelung getroffen. Dies gilt auch für die Wirtschaftlichkeitsprüfung, so daß im folgenden auf eine gesonderte Darstellung der Wirtschaftlichkeitsprüfung für diesen Bereich verzichtet wird.
Im übrigen gilt der vom Bewertungsausschuß für ärztliche Leistungen beschlossene Einheitliche Bewertungsmaßstab sowie die Richtlinien des Bundesausschusses der Ärzte und Krankenkassen auch für das Vertragsverhältnis zur Bundesknappschaft. Die vertragsärztliche Versorgung der Versicherten der Bundesknappschaft und deren Familienangehörigen erfolgt durch die an der kassenärztlichen Versorgung teilnehmenden Ärzte, soweit nicht die Bundesknappschaft durch von ihr bestellte Sprengelärzte ein eigenständiges Versorgungssystem eingerichtet hat.

1.4 Kassenärztliche Gesamtvergütung und Honorarverteilung

Nach Maßgabe des Kassenarztrechts übernimmt die Kassenärztliche Vereinigung nicht nur gegenüber den Krankenkassen die Gewähr für eine den gesetzlichen und vertraglichen Erfordernissen entsprechende ambulante ärztliche Versorgung der Anspruchsberechtigten. Ihr obliegt vielmehr auch die Abrechnung der von den an der kassenärztlichen/vertragsärztlichen Versorgung teilnehmenden Ärzten erbrachten Leistungen gegenüber den Trägern der gesetzlichen Krankenversicherung.
Nicht der einzelne Arzt rechnet daher seine Leistungen gegenüber der Krankenkasse ab, sondern die Kassenärztliche Vereinigung vereinbart mit den Krankenkassen auf gesetzlicher bzw. vertraglicher Grundlage eine Vergütung für die kassenärztliche/vertragsärztliche Versorgung, die dann von ihr an die an der kassenärztlichen/vertragsärztlichen Versorgung teilnehmenden Ärzte verteilt bzw. ausgezahlt wird.
Soweit es die Vergütung kassenärztlicher/vertragsärztlicher Leistungen betrifft, muß daher unterschieden werden zwischen den Rechtsbeziehungen der Kassenärztlichen Vereinigungen zu den Verbänden der Krankenkassen einerseits und den Rechtsbeziehungen zwischen Kassenärztlicher

Vereinigung und den an der kassenärztlichen/vertragsärztlichen Versorgung teilnehmenden Ärzte bzw. Einrichtungen andererseits.
Die Ausgestaltung dieses Dreiecksverhältnisses ist für RVO-Krankenkassen und Ersatzkassen unterschiedlich geregelt.

1.4.1 RVO-Krankenkassen

Die RVO-Krankenkassen entrichten gemäß § 368f Abs. 1 RVO nach Maßgabe des jeweiligen Gesamtvertrages für die gesamte kassenärztliche Versorgung (vgl. unten 1.5) mit befreiender Wirkung eine *Gesamtvergütung* an die Kassenärztliche Vereinigung. Diese Gesamtvergütung kann nach § 368f Abs. 2 RVO als Festbetrag oder unter Berücksichtigung des Bewertungsmaßstabes nach Einzelleistungen, nach einem Kopfpauschale, nach einem Fallpauschale oder nach einem System berechnet werden, das sich aus der Verbindung dieser oder weiterer Berechnungsarten ergibt.
Die so vereinbarte Gesamtvergütung wird durch die Kassenärztliche Vereinigung unter die an der kassenärztlichen Versorgung teilnehmenden Ärzte bzw. Einrichtungen verteilt.
Die Kassenärztliche Vereinigung wendet dabei einen Verteilungsmaßstab an, den sie als Satzungsrecht im Benehmen mit den Verbänden der Krankenkassen festgesetzt hat (vgl. § 368f Abs. 1 RVO). Dabei sind Art und Umfang der Leistungen des Kassenarztes bei der Verteilung zugrunde zu legen. Eine Verteilung der Gesamtvergütung nur nach der Zahl der Behandlungsfälle (Krankenscheine) ist nicht zulässig.
Aus diesem hier nur in groben Zügen dargestellten System der Vergütung kassenärztlicher Leistungen ergibt sich für unser Thema folgendes:

a) Die Kassenärztliche Vereinigung ist nicht Verrechnungsstelle für die vom Arzt ihr gegenüber in Ansatz gebrachten ärztlichen Leistungen gegenüber den Krankenkassen. Sie vereinbart vielmehr eigenständig eine Gesamtvergütung mit den Krankenkassen, welche die insgesamt von den an der kassenärztlichen Versorgung teilnehmenden Ärzten erbrachten Leistungen abgilt.

b) Die Festsetzung der Gesamtvergütung und die Honorarverteilung kann nach unterschiedlichen Prinzipien erfolgen.
So wurde z. B. nach Inkrafttreten des Krankenversicherungs-Kostendämpfungsgesetzes im Juli 1977 wegen des auf neuer Grundlage festzusetzenden Bewertungsmaßstabes für ärztliche Leistungen die Gesamtvergütung für die Dauer eines Jahres in Form eines Kopfpauschales (Festbetrag pro Mitglied der Krankenkasse) vereinbart. Die

Honorarverteilung unter die an der kassenärztlichen Versorgung teilnehmenden Ärzte erfolgte jedoch auf der Grundlage des neuen Bewertungsmaßstabes nach Einzelleistungen.

Nachdem auf diese Weise ein Punktwert für die Bewertung der einzelnen ärztlichen Leistungen ermittelt worden war, sind die Partner der Gesamtverträge nach Maßgabe einer Bundesempfehlung wieder zur Festsetzung der Gesamtvergütung nach Einzelleistungen zurückgekehrt. Dabei wurde jedoch abweichend für die abgerechneten Laborleistungen ein Fallpauschale vereinbart. Die Vergütung dieser Laborleistungen gegenüber dem einzelnen Arzt erfolgt jedoch nach Maßgabe des Honorarverteilungsmaßstabes wiederum nach Einzelleistungen.

Eine pauschalierte Gesamtvergütung ist daher nicht mit einer pauschalierten Vergütung ärztlicher Leistungen gleichzusetzen, vielmehr kann auch bei der Berechnung der Gesamtvergütung nach einem Festbetrag, Kopf- oder Fallpauschale die Vergütung der ärztlichen Leistungen gegenüber dem Leistungserbringer nach Einzelleistungen auf der Grundlage des Honorarverteilungsmaßstabes erfolgen.

c) Aus dem Vorstehenden ergibt sich, daß sich der Vergütungsanspruch des Arztes gegen die Kassenärztliche Vereinigung nicht auf Auszahlung eines bestimmten Teilbetrages der Gesamtvergütung richten kann. Auch wenn die Gesamtvergütung nach Einzelleistungen bezahlt wird, hat der Arzt keinen Anspruch auf Auszahlung desjenigen Betrages, den die Krankenkasse für die einzelne Leistung an die Kassenärztliche Vereinigung zahlt.

Der Vergütungsanspruch des Arztes ist vielmehr ausschließlich auf Teilnahme an der Honorarverteilung nach Maßgabe des Honorarverteilungsmaßstabes der Kassenärztlichen Vereinigung gerichtet.

d) Die im Rahmen einer Wirtschaftlichkeitsprüfung vorgenommenen Abstriche bei den vom Arzt gegenüber der Kassenärztlichen Vereinigung in Ansatz gebrachten Leistungen haben nur dann Auswirkungen auf die Höhe der Gesamtvergütung, wenn diese Gesamtvergütung nach Einzelleistungen berechnet wird.

In diesem Falle reduziert sich die von seiten der Krankenkassen an die Kassenärztliche Vereinigung zu zahlende Gesamtvergütung um die Vergütung der gegenüber dem Arzt als nichtberechnungsfähig erkannten Leistung.

Bei einer pauschalierten Gesamtvergütung wirken sich dagegen Leistungsabstriche nur im Rahmen der Honorarverteilung unter den an der kassenärztlichen Versorgung teilnehmenden Ärzte aus.

Nach den heute üblichen Gesamtverträgen zwischen Kassenärztlichen Vereinigungen und Landesverbänden der Krankenkassen wird mit Ausnahme des genannten Fallpauschales für Laborleistungen die Gesamtvergütung nach Einzelleistungen berechnet, wobei allerdings zusätzlich Obergrenzen für eine höchstzulässige Leistungsausweitung pro Behandlungszahl vereinbart sind.

Die Honorarverteilung erfolgt in jedem Falle nach Einzelleistungen. Honorarverteilungsmaßstab und Bewertungsmaßstab für die Festsetzung der Gesamtvergütung sind dabei der vom Bewertungsausschuß beschlossene Einheitliche Bewertungsmaßstab für die ärztlichen Leistungen (§ 368 g Abs. 4 RVO). Zu diesem Einheitlichen Bewertungsmaßstab sind als Anlage zum Bundesmantelvertrag Abrechnungsbestimmungen vereinbart worden, die ebenfalls sowohl bei der Festsetzung der Gesamtvergütung, als auch bei der Honorarverteilung zugrunde gelegt werden (BMÄ '78).

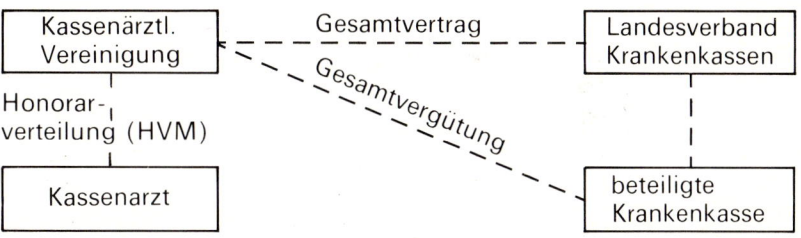

1.4.2 Ersatzkassen

Im Vertragsverhältnis zu den Ersatzkassen werden seit jeher die von den Vertragsärzten erbrachten ärztlichen Leistungen von den Ersatzkassen auf Grund einer vertraglich vereinbarten Gebührenordnung an die Kassenärztlichen Vereinigungen zum Zwecke der Weiterleitung an die Vertragsärzte gezahlt.

Diese Vergütung bildet daher bei den Kassenärztlichen Vereinigungen einen durchlaufenden Posten, von dem lediglich die Verwaltungskosten einbehalten werden. Eine Honorarverteilung erfolgt nicht. Demgemäß gilt auch der für die RVO-Krankenkassen beschlossene Honorarverteilungsmaßstab nicht für den Ersatzkassenbereich.

An diesem Vergütungssystem haben die Vertragspartner des Arzt/Ersatzkassenvertrags auch nach Inkrafttreten des Krankenversicherungs-

Kostendämpfungsgesetzes festgehalten. Lediglich die Vertragsgebührenordnung wurde, entsprechend der gesetzlichen Einbindung der Ersatzkassen in den Bewertungsausschuß, auf den Einheitlichen Bewertungsmaßstab für ärztliche Leistungen umgestellt und mit eigenständigen Abrechnungsbestimmungen versehen (E-GO).

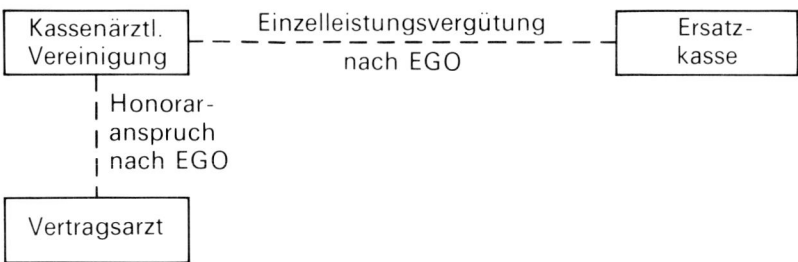

1.5 Gegenstand der kassenärztlichen Versorgung

Die von den Kassenärztlichen Vereinigungen gegenüber den Krankenkassen sicherzustellende kassenärztliche Versorgung umfaßt folgende Leistungen:

a) Die ambulante ärztliche Behandlung.
b) Die Maßnahmen zur Früherkennung von Krankheiten nach Maßgabe der entsprechenden Richtlinien des Bundesausschusses der Ärzte und Krankenkassen.
c) Die ärztliche Betreuung der Mutterschaft nach Maßgabe der entsprechenden Richtlinien des Bundesausschusses.
d) Die Gewährung von ärztlichen Leistungen im Rahmen der „Sonstigen Hilfen" (Schwangerschaftsabbruch, Sterilisation, Beratung zur Empfängnisregelung) nach Maßgabe der entsprechenden Richtlinien des Bundesausschusses.
e) Die Verordnung von Arznei-, Verbands-, Heil-, Hilfsmitteln, Brillen und Krankenhauspflege, nicht die Versorgung mit diesen Leistungen selbst, die durch Apotheken, Heilmittellieferanten und Krankenanstalten auf Grund unmittelbarer Rechtsbeziehungen zu den Krankenkassen erfolgt (Ausnahme belegärztliche stationäre Versorgung). Für die Arzneimittelverordnung sind die entsprechenden Richtlinien des Bundesausschusses zu beachten.

f) Die Verordnung von Belastungserprobung und Arbeitstherapie.
g) Ärztliche Behandlung im Rahmen der Krankenhauspflege, soweit sie durch freipraktizierende Kassenärzte außerhalb der Krankenhausleistung erbracht wird (belegärztliche Versorgung § 368g Abs. 6 RVO).
h) Die Anordnung von Hilfeleistungen anderer Personen im Rahmen der vom Arzt durchzuführenden ärztlichen Behandlung bzw. ärztlichen Betreuung.
i) Die Ausstellung von Bescheinigungen und die Erstellung von Berichten, welche die Krankenkasse und der Vertrauensärztliche Dienst zur Durchführung ihrer gesetzlichen Aufgaben, welche die Versicherten für den Anspruch auf Fortzahlung des Arbeitsentgelts bei krankheitsbedingter Arbeitsunfähigkeit benötigen.

Der vertraglich gegenüber den Verbänden der Ersatzkassen und gegenüber der Bundesknappschaft übernommene Gewährleistungsanspruch erstreckt sich auf die gleichen Leistungsbereiche.

Die in diesem Buch abzuhandelnde Wirtschaftlichkeitsprüfung der kassenärztlichen/vertragsärztlichen Abrechnungen und Verordnungen dient dazu, sicherzustellen, daß diese Leistungen wirtschaftlich erbracht werden und die Versichertengemeinschaft nicht mit unnötigen Kosten belastet wird. Dabei ist bezüglich der Rechtsgrundlagen und des anzuwendenden Verfahrens der Wirtschaftlichkeitsprüfung wiederum zwischen RVO-Krankenkassen und Ersatzkassen zu unterscheiden.

Diese Unterscheidung darf jedoch nicht darüber hinwegtäuschen, daß das Wirtschaftlichkeitsgebot in der kassenärztlichen/vertragsärztlichen Versorgung einheitlich gilt, und zwar in der Ausprägung, die es durch die Rechtsprechung der Sozialgerichte jeweils erfährt.

Das folgende Kapitel behandelt deswegen zunächst diesen Inhalt des Wirtschaftlichkeitsgebotes in der RVO. In Kapitel 3 werden sodann, gesondert für RVO-Krankenkassen und Ersatzkassen, die Zuständigkeiten der Prüfinstanzen und das jeweilige Prüfverfahren abgehandelt.

Die Kapitel 4 und 5 beschäftigen sich mit den wiederum für beide Bereiche einheitlich geltenden materiellen Kriterien für die Prüfung der Wirtschaftlichkeit der Behandlungsweise und der Verordnungsweise.

2. Inhalt des Wirtschaftlichkeitsgebotes der RVO

2.1 Gesetzliche Grundlagen und Rechtsprechung zum Wirtschaftlichkeitsbegriff

Der Anspruch des Versicherten oder mitversicherten Familienangehörigen gegen seine Krankenkasse ist nach dem Leistungsrecht der gesetzlichen Krankenversicherung begrenzt auf eine ausreichende und zweckmäßige Versorgung, die das Maß des Notwendigen nicht überschreiten darf (vgl. § 182 Abs. 2 i.V.m. §§ 181 Abs. 2, 184 Abs. 2, 184a, 200g, § 196 RVO, § 13 Abs. 2 KVLG). Diesen Begrenzungen des Leistungsrechts ist der Arzt, der für die Krankenkasse die von ihr geschuldete Leistung erbringt, ebenfalls unterworfen. Der Gesetzgeber hielt es aber für erforderlich, das Gebot der Wirtschaftlichkeit auch im Verhältnis zum leistungserbringenden Arzt im Kassenarztrecht ausdrücklich zu verankern. Rechtsgrundlage für die Einhaltung des Wirtschaftlichkeitsgebotes in der kassenärztlichen Versorgung ist somit primär § 368e RVO. Danach hat der Versicherte auch im Verhältnis zum Arzt Anspruch auf die ärztliche Versorgung, die zur Heilung oder Linderung nach den Regeln der ärztlichen Kunst zweckmäßig und ausreichend ist. Leistungen die für die Erzielung des Heilerfolges nicht notwendig oder unwirtschaftlich sind, kann der Versicherte nicht beanspruchen, der an der kassenärztlichen Versorgung teilnehmende Arzt darf sie nicht bewirken oder verordnen; die Kasse darf sie auch nachträglich nicht bewilligen.
Für die vertragsärztliche Versorgung der Ersatzkassenversicherten ergibt sich die Verpflichtung zur Beachtung des Wirtschaftlichkeitsgebotes für den Arzt aus §§ 1 Nr. 5, 2 Nr. 2 AEKV. Danach muß die ärztliche Versorgung nach den Regeln der ärztlichen Kunst ausreichend und zweckmäßig sein; sie darf das Maß des Notwendigen nicht überschreiten. Jeder Vertragsarzt hat bei seiner ärztlichen Tätigkeit dieses Maß des Notwendigen einzuhalten, das Gebot der Wirtschaftlichkeit zu beachten und hierauf seine Behandlungs- und Verordnungsweise einzurichten.
Das Bundessozialgericht hat bereits in einer Entscheidung vom 29. 5. 1962 − 6 RKa 24/59 − (BSG 17, 79, ÄM 1962, 2300) darauf hingewiesen, daß die zur Kennzeichnung des Ausmaßes der den Anspruchsberechtigten zustehenden Versorgung in § 182 Abs. 2 und § 368e RVO verwandten Begriffe „ausreichend", „zweckmäßig", „das Maß des Notwendigen nicht überschreitend", „für die Erzielung des Heilerfolges nicht notwendig" und „unwirtschaftlich" nicht nebeneinander sondern in einem untrennbaren inneren Zusammenhang stehen.

"Was zur Erzielung des Heilerfolges nicht notwendig oder zweckmäßig ist, ist begrifflich auch unwirtschaftlich. Die Unwirtschaftlichkeit folgt daraus, daß Überflüssiges (mehr als ‚notwendig' oder ‚ausreichend' ist) getan wird oder daß — an sich geeignete — Behandlungsmethoden gewählt werden, die aufwendiger als andere zum gleichen Erfolg führende Behandlungsweisen sind (nicht ‚zweckmäßig'). Insofern trägt der für die Tätigkeit der Prüfinstanzen der KVen maßgebende Begriff der ‚Wirtschaftlichkeit' die anderen genannten Sachvoraussetzungen in sich" (BSG 17, 79 ff, 84).

In seiner Entscheidung vom 1. 3. 1979 — 6 RKa 4/78 — (USK 7939) hat das Bundessozialgericht den Inhalt des Wirtschaftlichkeitsgebotes weiter präzisiert. Die erbrachte Leistung muß danach zunächst *nach den Regeln der ärztlichen Kunst objektiv geeignet* sein, zur diagnostischen Klärung des Krankheitsbildes beizutragen oder — als therapeutische Leistung — der Heilung oder Besserung einer Krankheit oder der Linderung von Beschwerden zu dienen. Die objektive Eignung angenommen muß sodann der von der erbrachten Leistung *erwartete Erfolg in einem angemessenen Verhältnis zum Aufwand stehen;* „ein in etwa gleichwertiger Erfolg darf nicht auf einem anderen, weniger aufwendigen Weg erreichbar sein".

Die von der Rechtsprechung in dieser Entscheidung aufgestellten Anforderungen an die Einhaltung des Wirtschaftlichkeitsgebotes lehnen sich deutlich an die in der Betriebswirtschaftslehre für die Beurteilung der Wirksamkeit und der Kostengünstigkeit einer Maßnahme verwandten Begriffe der ‚Effektivität' (Wirksamkeit) und der ‚Effizienz' (Wirkungs- oder Zielerreichungsgrad) an.

Aus dieser durch die Rechtsprechung gegebenen Interpretation des Wirtschaftlichkeitsbegriffes wird deutlich, daß

a) die Verpflichtung zur Einhaltung des Wirtschaftlichkeitsgebotes in der gesetzlichen Krankenversicherung keineswegs eine Beschränkung der medizinischen Versorgung auf eine „Arme Leute Medizin" bedeutet, sondern den Arzt lediglich – dies aber mit allen Konsequenzen – im Rahmen des medizinisch notwendigen zu einem sparsamen Einsatz der begrenzten Mittel der Solidargemeinschaft der Versicherten verpflichtet,

b) dem Wirtschaftlichkeitsgebot durch die Anknüpfung an die „Regeln der ärztlichen Kunst" ein *dynamisches Element* innewohnt, welches verhindert, daß die medizinische Versorgung der Sozialversicherten auf einem bestimmten Standard „eingefroren" wird, sondern gewähr

leistet, daß neue wissenschaftlich gesicherte Erkenntnisse der Medizin jeweils in diese Versorgung Eingang finden können,
c) die geforderte *objektive Eignung* einer Untersuchungs- oder Behandlungsmethode für den angestrebten Heilerfolg allerdings ausschließt, daß in ihrem diagnostischen oder therapeutischen Nutzen wissenschaftlich nicht gesicherte Methoden zu Lasten der Krankenversicherung erbracht werden dürfen; dies gilt auch für noch in der wissenschaftlichen Erprobung befindliche Untersuchungs- oder Behandlungsmethoden,
d) die unter dem Gesichtspunkt der Effizienz geforderte Kosten/Nutzenrelation vom Arzt eine *kostenbewußte Auswahl unter mehreren* für die Untersuchung oder Behandlung eines bestimmten Krankheitsbildes *geeigneten Methoden* erfordert; bei dieser Betrachtung darf aber nicht nur auf den „Preis" der infrage kommenden Maßnahmen abgestellt werden; weitere Kriterien sind vielmehr
   aa) der unterschiedliche *Zeitaufwand* beziehungsweise die unterschiedliche *Zeitdauer* der in Frage kommenden Untersuchungs- oder Behandlungsmethoden (Auswirkungen auf Arbeitsausfall, Lohnfortzahlung, Erfüllung familiärer Verpflichtungen!),
   bb) die unterschiedliche Belastung für den Patienten (Zumutbarkeitsgrenze),
   cc) die unterschiedliche Verträglichkeit verschiedener Maßnahmen oder Mittel für den Patienten [Gewöhnungseffekt, unwiderstehliche Abneigung, Einnahmeschwierigkeiten bei bestimmten Darreichungsformen von Arzneimitteln (z. B. Kinder)]; ein Gewöhnungseffekt bei in Vergleich zu anderen gleichwertigen Behandlungsmethoden teueren Maßnahmen kann allerdings z. B. bei Krankenhausentlassung über eine kurze Umstellungszeit hinaus nicht als Grund für die Fortsetzung einer unwirtschaftlichen Behandlungsmethode anerkannt werden,
e) die unter dem Gesichtspunkt der Effizienz geforderte Kosten/Nutzenrelation vom Arzt verlangt, daß er seine Maßnahmen gezielt auf den angestrebten und vom Leistungsrecht der gesetzlichen Krankenversicherung auch gedeckten Erfolg ausrichtet; ungezielte auf eine Ausschlußdiagnostik gerichtete Untersuchungsmaßnahmen oder ein Übermaß an therapeutischen Maßnahmen sind mit dem Wirtschaftlichkeitsgebot und dem Leistungsrecht der GKV nicht vereinbar!

Die Bindung des an der kassenärztlichen/vertragsärztlichen Versorgung teilnehmenden Arztes an das Wirtschaftlichkeitsgebot wird insbesondere durch die von Prüfmaßnahmen betroffenen Ärzten oft als unzumutbarer Eingriff in die Therapiefreiheit des Arztes empfunden. Der in seinem materiellen Inhalt vorstehend dargestellte Wirtschaftlichkeitsbegriff rechtfertigt jedoch einen solchen Vorwurf nicht. Therapiefreiheit im richtig verstandenen Sinne bedeutet nicht Handlungsfreiheit um jeden Preis, sondern erfordert vom Arzt auch außerhalb der kassenärztlichen/vertragsärztlichen Versorgung ein sorgfältiges Abwägen der für eine Untersuchung oder Behandlung in Betracht kommenden Maßnahmen unter Wirksamkeits- und Kostengesichtspunkten. Insofern ist die Beachtung der Notwendigkeit und Zweckmäßigkeit einer Untersuchungs- oder Behandlungsmethode nach den Regeln der ärztlichen Kunst und die Rücksichtnahme auf ihre finanziellen Auswirkungen für den Patienten immanenter Bestandteil der Therapiefreiheit. Auf eigene Kosten kann sich allerdings ein Patient auch eine nach diesen Kriterien unwirtschaftliche Behandlung leisten. Die Mittel der Solidargemeinschaft der Versicherten sind jedoch begrenzt und müssen von allen Versicherten aufgebracht werden. „Sie dienen dazu, für alle Versicherten eine zweckmäßige und ausreichende Krankenversorgung sicherzustellen, wobei allen Versicherten nach dem Gleichheitsgrundsatz ein Anspruch darauf zusteht, ‚gleich gut' behandelt zu werden. Dieses Ziel ist nur erreichbar, wenn nicht notwendige und unwirtschaftliche Leistungen vermieden werden" (BSG, Urteil vom 15. 4. 1980 – 6 RKa 5/79 – (SozR 2200 § 368e Nr. 4, DÄ 1980, 2709).

Die Therapiefreiheit kann allerdings im Einzelfall durch eine zu schematische, Praxisbesonderheiten nicht hinreichend berücksichtigende, Prüfpraxis tangiert werden. Nach der Entscheidung des Bundessozialgerichts vom 1. 3. 1979 – 6 RKa 4/78 – (USK 7939) darf eine verfeinerte – auf einzelne Leistungsgruppen oder Leistungsarten abgestellte – statistische Vergleichsbetrachtung nicht dazu führen, „die Freiheit des Arztes in der Wahl seiner Untersuchungs- und Behandlungsmethoden, die grundsätzlich auch für die kassenärztliche Versorgung der Versicherten anzuerkennen ist, über die vom Wirtschaftlichkeitsgebot gezogenen Grenzen einzuschränken. Auch der Kassenarzt muß die Möglichkeit haben, bei seinen Patienten neue oder von denen seiner Kollegen abweichende Untersuchungs- oder Behandlungsmethoden anzuwenden, selbst wenn insoweit noch keine oder nicht genügend aussagekräftige Vergleichswerte vorliegen, an denen die Wirtschaftlichkeit seiner Methoden gemessen werden könnte, oder wenn er mit diesen Methoden die Vergleichswerte seiner Fachgruppe überschreitet. Dabei setzt die Vergütung der Leistungen allerdings voraus, daß diese den Vorschriften des § 368e RVO entsprechen" (BSG a.a.O.).

Bestehen ernstzunehmende Meinungsverschiedenheiten über die medizinische Erforderlichkeit bestimmter Untersuchungen, so darf nicht allein von den Durchschnittswerten der jeweiligen Vergleichsgruppe des Arztes ausgegangen werden; die Prüfinstanzen und die Gerichte haben vielmehr solche Meinungsverschiedenheiten abzuklären und ihre Auffassung dazu in nachprüfbarer Weise zu begründen (BSG a.a.O., Leitsatz aus USK 7939).

Die vorstehende Entscheidung des Bundessozialgerichts zeigt, daß die nach der Rechtsprechung desselben Gerichtes unter bestimmten Voraussetzungen zulässige statistische Vergleichsprüfung (dazu unten 4 und 5) nicht dazu führen darf, dem Gebot der Wirtschaftlichkeit entsprechende Leistungen zu kürzen. Diese statistische Vergleichsbetrachtung ist daher nur eine *Methode* zur Feststellung von Unwirtschaftlichkeiten, nicht jedoch ein von § 368e RVO losgelöster Unwirtschaftlichkeitstatbestand. Den Anforderungen des § 368e RVO muß daher durch sachgerechte Vergleichsmaßstäbe und statistische oder individuelle Berücksichtigung von Praxisbesonderheiten Rechnung getragen werden (dazu unten 4 und 5).

2.2 Wirtschaftlichkeit der Behandlungsweise

Das Gebot der Wirtschaftlichkeit erfordert für die Untersuchungs- und Behandlungstätigkeit des Arztes:

a) die Prüfung der von ihm in Erwägung gezogenen Untersuchungs- oder Behandlungsmethode auf ihre objektive Eignung bezogen auf den konkreten Behandlungsfall nach den Regeln der ärztlichen Kunst,
b) die Prüfung alternativer Untersuchungs- oder Behandlungsmöglichkeiten,
c) gegebenenfalls die Abwägung der Vor- und Nachteile alternativer Methoden unter besonderer Berücksichtigung der Zumutbarkeit für den Patienten, des erforderlichen Zeitaufwandes, eventuell unterschiedlicher Erfolgs- und Heilungsaussichten, sowie der entstehenden Kosten; ein Einsatz höherer Kosten kann bei einer dadurch begründeten Verkürzung der Behandlungsdauer oder besseren Sicherung des Heilerfolges gerechtfertigt sein,

d) Beachtung der Grenzen des Leistungsrechtes der gesetzlichen Krankenversicherung; ungezielte Suchtests zur Erkennung bisher nicht hervorgetretener aber möglicher Krankheiten eines Patienten gehören z. B. als Untersuchungen zur Früherkennung von Krankheiten nur in den gesetzlich zugelassenen Fällen (vgl. §§ 181 ff RVO) zur kassenärztlichen Versorgung (so auch BSG a.a.O. USK 7939 für den Fall, daß die extreme Häufigkeit bestimmter diagnostischer Leistungen auf einer vom Arzt systematisch praktizierten Ausschlußdiagnostik beruht).

Soweit es die unter a) angesprochene objektive Eignung einer Untersuchungs- oder Behandlungsmethode nach den Regeln der ärztlichen Kunst betrifft, ist grundsätzlich der jeweilige gesicherte Stand von Lehre und Forschung maßgebend. Methoden, die sich noch in der wissenschaftlichen Erprobung befinden, können daher nicht zu Lasten der Krankenkassen durchgeführt werden. Das geltende Leistungsrecht läßt es grundsätzlich auch nicht zu, unter dem Gesichtspunkt der Kosteneinsparung, Kosten aus der Erprobung neuer Methoden, soweit sie in der Krankenbehandlung eingesetzt wurden und zum Erfolg geführt haben, zu erstatten.
Untersuchungs — oder Behandlungsmethoden die in ihrem therapeutischen Nutzen nicht ausreichend gesichert sind erfüllen nicht die Anforderungen des Wirtschaftlichkeitsgebotes der RVO (vgl. BSG Urteil vom 24. 5. 1972 — 3 RK 25/69 — BSG 34, 172ff, 175/176).
Um in Zweifelsfällen, insbesondere bei neuen Methoden, eine für Ärzte und Krankenkassen verbindliche Entscheidung darüber treffen zu können, ob für eine Untersuchungs- oder Behandlungsmethode die in § 368e RVO bezeichneten Voraussetzungen vorliegen, ist bei der Kassenärztlichen Bundesvereinigung durch die Partner des Bundesmantelvertrages ein „Ausschuß für Untersuchungs- und Heilmethoden" gebildet worden. Seine Mitglieder werden von der Kassenärztlichen Bundesvereinigung berufen, die Bundesverbände der Krankenkassen können als Mitglieder des Ausschusses zwei Ärzte benennen. Der Ausschuß wird nur auf Antrag der Kassenärztlichen Bundesvereinigung oder eines Bundesverbandes der Krankenkassen tätig (§ 23 BMV). Für den Bereich der vertragsärztlichen Versorgung der Ersatzkassenversicherten kann die nach § 19 AEV eingerichtete Arbeitsgemeinschaft Ärzte/Ersatzkassen entsprechende Stellungnahmen abgeben.
Die nach § 23 Abs. 2 und 3 BMV für Ärzte und Krankenkassen bestehende Verpflichtung zur Beachtung der Stellungnahmen des „U- und H-Ausschusses" reicht selbstverständlich nur soweit, wie diese Stellungnahmen

mit dem materiellen Wirtschaftlichkeitsgebot des § 368e RVO in Einklang stehen.

Dieses im Zweifelsfall zu klären kann allerdings — soll die Regelung des § 23 BMV einen Sinn haben — nicht Entscheidungskompetenz einer Krankenkasse, eines Verbandes der Krankenkassen oder eines Arztes sein. Wird vielmehr die Stellungnahme des „U- und H-Ausschusses" in ihrer Übereinstimmung mit § 368e RVO angezweifelt, und bleibt der Ausschuß bei seiner Entscheidung, so kann nur die Rechtsprechung die in § 23 BMV für Ärzte und Krankenkassen enthaltene Verpflichtung zur Beachtung dieser Stellungnahmen aufheben.

2.3 Wirtschaftlichkeit der Verordnungsweise

Für die Verordnung von Arznei-, Heil-, Hilfs-, Verbandsmitteln und Brillen gelten im Grundsatz die gleichen Anforderungen, wie sie unter 2.1 für das Wirtschaftlichkeitsgebot generell und unter 2.2 für seine Anwendung bei der Behandlungsweise des Arztes aufgezeigt worden sind. Allerdings ergeben sich insoweit signifikante Unterschiede bzw. Probleme für die Übernahme der aufgestellten Grundsätze, als

a) die Arzneimittelrichtlinien des Bundesausschusses der Ärzte und Krankenkassen für die Verordnung von Arzneimitteln und Verbandsmitteln das Wirtschaftlichkeitsgebot des § 368 eRVO (i.V.m. § 28 Abs. 1 BMV bzw. Anlage 3 AEKV) inhaltlich verbindlich interpretieren,

b) das Kassenarztrecht in der Fassung des Krankenversicherungs-Kostendämpfungsgesetzes (KVKG) den Ausschluß der Verordnungsfähigkeit wirtschaftlicher Mittel zu Lasten der Krankenkassen nach § 368p Abs. 8 RVO durch Richtlinien des Bundesausschusses der Ärzte und Krankenkassen zuläßt (Ausschluß sogenannter Bagatellarznei- oder Heilmittel in einer „Negativliste)
und

c) bei Überschreiten des Arzneimittelhöchstbetrages nach dem Gesetz unter bestimmten Voraussetzungen eine intensivierte Wirtschaftlichkeitsprüfung vorgeschrieben ist.

Aus der Sicht des Verfassers ist dazu folgendes anzumerken:

Zu a):

Die Arzneimittelrichtlinien des Bundesausschusses der Ärzte und Krankenkassen (Fassung vom 15. 12. 1978) enthalten, bezogen auf die Arznei-

mittelverordnung, Grundsätze, die das Wirtschaftlichkeitsgebot der RVO präzisieren, wobei diese Präzisierung zum großen Teil analog auf die Behandlungsweise des Arztes (vgl. oben 2.2) übertragen werden kann (so zu Recht Heinemann-Liebold Rdnr. C 244/245 zu § 368e RVO).
Dies gilt insbesondere für Nr. 10 Arzneimittelrichtlinien, die die unter 2.1 aufgezeigten Anforderungen an das Wirtschaftlichkeitsgebot in einer vorbildlichen Weise widerspiegelt.

> „Für die Wirtschaftlichkeit einer Arzneimittelverordnung ist vor dem Preis der therapeutische Nutzen entscheidend. Die Wirtschaftlichkeit einer Behandlung ist zu beurteilen nach dem Verhältnis ihrer Kosten zum Heilerfolg; dabei ist auch die für die Erreichung des Heilerfolges erforderliche Zeit zu beachten. Die Berücksichtigung der Wirtschaftlichkeit bei der Verordnung von Arzneimitteln besagt nicht, daß nur einfache und billige Arzneimittel verordnet werden dürfen; auch die Verordnung von teuren Arzneimitteln kann im Hinblick auf die Art der Erkrankung und die Umstände des Krankheitsfalles wirtschaftlich sein. Der Arzt soll jedoch stets prüfen, ob sich der angestrebte Erfolg auch durch preisgünstigere Arzneimittel erreichen läßt."

Zusätzlich enthalten diese Arzneimittelrichtlinien aber Grundsätze, die der Arzt spezifisch bei der Verordnung von Arzneimitteln und Verbandmitteln zu beachten hat, wobei die analoge Übertragung auf Heil-, und Hilfsmittel angezeigt ist. Die im Anhang wiedergegebenen Auszüge aus den Arzneimittelrichtlinien geben die wesentlichen Bestimmungen der Richtlinien zum Wirtschaftlichkeitsgebot wieder.
Für die Verordnungstätigkeit des Kassenarztes sind insbesondere die folgenden Bestimmungen von Bedeutung:

- Die bevorratende Verordnung von Arzneimitteln, die z. B. zur normalen Ausstattung einer Haus- oder Reiseapotheke gehören, kann nach dem Leistungsrecht der Krankenversicherung nicht zu Lasten der Krankenkassen erfolgen; das gleiche gilt für die Verordnung von Mitteln, die ausschließlich der Empfängnisverhütung dienen sollen, für vorbeugende Schutzimpfungen und vorbeugende Serumgaben, ausgenommen bei Verletzten (Tetanus, Tollwut) sowie bei Hepatitis-Kontaktpersonen (Nr. 7, Nr. 22).
- Nr. 21 enthält eine Aufstellung von Mitteln, die von den in Nr. 21 selbst genannten Ausnahmen abgesehen, nicht zu Lasten der Krankenkassen verordnet werden dürfen, weil es sich entweder nicht um Arzneimittel

Inhalt des Wirtschaftlichkeitsgebotes der RVO

handelt (z. B. Genußmitteln, Kosmetika) oder die Voraussetzungen des Wirtschaftlichkeitsgebotes nicht erfüllt werden (z. B. Zellulartherapeutika, Roborantien, Tonika, Abmagerungsmittel).
Diese Aufstellung nicht zu Lasten der Krankenkasse verordnungsfähiger Mittel ist, soweit sie zugelassene Arzneimittel erfaßt, rechtlich umstritten und Gegenstand von Verwaltungsgerichtsverfahren.

— Die Wirtschaftlichkeit einer Arzneiverordnung setzt nach Nr. 11 voraus, daß das verordnete Arzneimittel in seiner handelsüblichen Zubereitung hinsichtlich seines therapeutischen Nutzens durch den Hersteller ausreichend gesichert ist; Erprobungen von Arzneimitteln auf Kosten des Versicherungsträgers sind unzulässig. Die Kassenärztlichen Vereinigungen können zum Zwecke der Beratung der an der kassenärztlichen Versorgung teilnehmenden Ärzte gutachtliche Stellungnahmen über den therapeutischen Nutzen eines Arzneimittels oder einer Arzneimittelgruppe einholen (Nr. 12–15). Die Berechtigung, nach dem Arzneimittelgesetz zugelassene Arzneimittel bei Zweifeln an ihrem therapeutischen Nutzen einer gutachtlichen Beurteilung zu unterziehen und diese den Kassenärzten zur Information über eine wirtschaftliche Verordnungsweise weiterzuleiten, ist rechtlich umstritten und Gegenstand von Verwaltungsgerichtsverfahren.

— Zur wirtschaftlichen Verordnungsweise gehört auch die Verpflichtung des Arztes, sich im Rahmen des möglichen über die Preise der von ihm verordneten Arzneimittel zu unterrichten (Nr. 24). Zu diesem Zwecke hat der Bundesausschuß der Ärzte und Krankenkassen auf der Grundlage des § 368p Abs. 1 Satz 2 RVO eine „Preisvergleichsliste" beschlossen. Sie ist auf Monopräparate und damit einen relativ kleinen Teil des Arzneimittelmarktes beschränkt und gibt dem Arzt keine Information über die nach Nr. 17 der Arzneimittelrichtlinien für die Auswahl unter mehreren Arzneimitteln neben oder sogar vorrangig vor dem Preis maßgebenden anderen Kriterien (Qualität, Bioverfügbarkeit, Unbedenklichkeit). Diese Mängel der Preisvergleichsliste versucht die von der Transparenzkommission auf der Grundlage der Arzneimitteleckwertbeschlüsse der Bundesregierung herausgegebene „Transparenzliste" zu vermeiden.
Auch diese Liste erfaßt bisher jedoch nur einen kleinen Teil des Arzneimittelmarktes. Ihre Weiterentwicklung stößt wegen der vorgesehenen qualitativen Beurteilung von Arzneimitteln auf Schwierigkeiten.
Die Existenz zweier Listen erschwert die Information des verordnenden Arztes nach einheitlichen objektivierbaren Kriterien.

Zu b):

Durch die auf der Grundlage des § 368p Abs. 8 RVO durch den Bundesausschuß der Ärzte und Krankenkassen zu beschließende „Negativliste" können Arzneimittel, deren therapeutischer Nutzen gesichert ist, unter dem Gesichtspunkt einer Eigenbeteiligung der Versicherten von der Verordnungsfähigkeit zu Lasten der Krankenkassen ausgeschlossen werden.
Bisher konnte eine solche Liste nicht erstellt werden, weil die hierfür maßgebenden Kriterien (Arzneimittel, Verband-Heilmittel, die ihrer allgemeinen Anwendung nach bei geringfügigen Gesundheitsstörungen verordnet werden) kaum praktikabel sind.
Kommt eine solche Negativliste zustande, so würden bei einer dem Wirtschaftlichkeitsgebot entsprechenden Verordnung die Kosten des verordneten in der Liste enthaltenen Arzneimittels nicht von der Krankenkassen zu übernehmen, sondern von dem Versicherten selbst zu tragen sein.

Zu c):

In den Gesamtverträgen, im Arzt/Ersatzkassenvertrag und im Vertrag mit der Bundesknappschaft ist nach § 368f Abs. 6 RVO i.d.F. KVKG i.V.m. § 525c RVO, § 204a RKG ein Höchstbetrag der im Rahmen der kassenärztlichen/vertragsärztlichen Versorgung zu Lasten der beteiligten Krankenkassen zu verordnenden Arzneimittel zu bestimmen. Dabei sind insbesondere die Entwicklung der Preise der verordneten Arzneimittel und die Zahl der behandelten Personen einerseits sowie die Entwicklung der durchschnittlichen Grundlohnsumme der beteiligten Krankenkassen andererseits zu berücksichtigen. Wird dieser Höchstbetrag nicht nur geringfügig überschritten und beruht die Überschreitung nicht auf Gründen, die für den Arzt unbeeinflußbar sind (Preissteigerungen, Epidemien), so sind nach dem Willen des Gesetzgebers Vereinbarungen über eine zusätzliche und gezielte „Einzelprüfung der Verordnungsweise" der Ärzte auf Wirtschaftlichkeit zu treffen.
Diese Regelung kann nicht dazu führen, daß der Wirtschaftlichkeitsbegriff bei Überschreitung des Arzneimittelhöchstbetrages inhaltlich verändert wird, um den Überschreitungsbetrag durch zusätzliche Regresse „hereinzuholen".
Die Anforderungen an die Wirtschaftlichkeit der Verordnungsweise ergeben sich vielmehr, unabhängig von einer Überschreitung des Höchst-

betrages, ausschließlich aus § 368e RVO und der dazu entwickelten Grundsätze (vgl. oben 2.1). Eine „zusätzliche und gezielte" Prüfung der Verordnungsweise bei Überschreitung des Höchstbetrages kann sich daher nur auf die Auswahl der auf Wirtschaftlichkeit zu überprüfenden Ärzte beziehen.

Insoweit entbehrt die gesetzliche Regelung aber der inneren Logik, da die Krankenkassen ohnehin das Recht haben, unter Berufung auf eine von ihnen angenommene Unwirtschaftlichkeit einen Regreßantrag gegen jeden Arzt zu stellen (vgl. unten 3).

Dieses uneingeschränkte Antragsrecht kann für den Fall der Überschreitung des Höchstbetrages nicht erweitert werden, es sei denn, daß Prüfvereinbarungen im Wege der Selbstbindung der Krankenkassen das Antragsrecht, z. B. von der Überschreitung bestimmter Fachgruppendurchschnitte, abhängig gemacht haben.

Ein Ausgleich der Überschreitung des Arzneimittelhöchstbetrages durch eine Kürzung der Gesamtvergütung für die kassenärztliche Versorgung ist nach dem Gesetz ausdrücklich unzulässig (§ 368f Abs. 6 Satz 4 RVO).

Der Arzneimittelhöchstbetrag ist somit ein wirtschaftliches Orientierungsdatum, bei dessen Überschreitung nach den getroffenen Vereinbarungen zunächst eine Information der Ärzte über diese Tatsache und, soweit möglich, ihre Ursachen erfolgen soll. Im Rahmen eines vereinbarten „Frühwarnsystems" erfolgt diese Information bereits dann, wenn auf Grund der Ausgabenentwicklung in den einzelnen Abrechnungsquartalen eine Überschreitung des für einen längeren Zeitraum (meistens ein Jahr) vereinbarten Höchstbetrages droht.

3. Zuständigkeiten der Prüfinstanzen und Prüfverfahren

Bei der Darstellung der Grundzüge des Kassenarztrechts wurde bereits darauf hingewiesen, daß das Gesetz über Kassenarztrecht (§§ 368 ff RVO) nur die Rechtsbeziehungen der Ärzte zu den sogenannten RVO-Krankenkassen (Orts-, Betriebs-, Innungs- und landwirtschaftliche Krankenkassen (§ 225 RVO) regelt und die Rechtsbeziehungen zu den Ersatzkassen und zur Bundesknappschaft auf der Grundlage des § 368 n Abs. 3 Satz 3 RVO vertraglich geregelt sind (vgl. oben 1.3). Insbesondere durch die Bestimmungen des Krankenversicherungskostendämpfungsgesetzes sind zwar Vorschriften des Kassenarztrechtes teilweise auch für die Ersatzkassen und die Bundesknappschaft für sinngemäß anwendbar erklärt worden (§ 525c RVO, § 204a RKG); dies gilt insbesondere für den vom Bewertungsausschuß zu beschließenden einheitlichen Bewertungsmaßstab für ärztliche Leistungen (EBM), der im Rahmen der heute allgemein üblichen – teilweise modifizierten – Einzelleistungsvergütungssysteme somit für alle Träger der gesetzlichen Krankenversicherung sowohl Abrechnungsgrundlage für den Arzt gegenüber der Kassenärztlichen Vereinigung, Grundlage für die Berechnung der Vergütung der kassenärztlichen/vertragsärztlichen Versorgung durch die Krankenkassen als auch Grundlage für die Honorarverteilung bzw. Honorarauszahlung ist. Modifiziert wird dieser einheitliche Bewertungsmaßstab für ärztliche Leistungen durch Abrechnungsbestimmungen, welche die Bundesverbände der RVO-Krankenkassen einerseits und die Verbände der Ersatzkassen andererseits jeweils mit der Kassenärztlichen Bundesvereinigung zum EBM vereinbart haben. EBM und Abrechnungsbestimmungen ergeben auf dem RVO-Sektor den sogenannten „BMÄ'78" und auf dem Ersatzkassen-Sektor in Verbindung mit der gleichzeitig auf Bundesebene getroffenen Vereinbarung über die Punktbewertung des EBM die Ersatzkassengebührenordnung (EGO). Diese Punktbewertung erfolgt im RVO-Bereich durch die Gesamtverträge zwischen den Kassenärztlichen Vereinigungen und den Landesverbänden der Krankenkassen. Die Bundesknappschaft hat in ihrem Vertragssystem den „BMÄ 78" sowie den von der Kassenärztlichen Vereinigung jeweils für die Verteilung der Gesamtvergütung beschlossenen Honorarverteilungsmaßstab (HVM) übernommen (vgl. Anlage A Knappschaftsvertrag).

Unbeschadet dieser einheitlichen Bewertungsgrundlage für ärztliche Leistungen gegenüber allen Trägern der gesetzlichen Krankenversicherung sind jedoch für das hier darzustellende Verfahren der Wirtschaftlichkeitsprüfung unterschiedliche Regelungen im Kassenarztrecht beziehungsweise im Arzt/Ersatzkassenvertrag getroffen. Dies gilt sowohl für die Bildung von Prüfungsausschüssen als auch für das Verfahren vor diesen Ausschüssen. Im folgenden sind daher die Errichtung, die Zusammensetzung und die Aufgaben der Prüfinstanzen sowie das Prüfverfahren gesondert für RVO-Krankenkassen und Ersatzkassen darzustellen. Im Knappschaftsvertrag ist die Überwachung der Wirtschaftlichkeit der vertragsärztlichen Versorgung ausdrücklich den für die kassenärztliche Versorgung eingerichteten Prüfgremien übertragen und die für die Aufgabenabgrenzung dieser Prüfgremien maßgebenden Vorschriften des Bundesmantelvertrages (§§ 33, 34 BMV) für entsprechend anwendbar erklärt worden (§ 10 Knappschaftsvertrag); eine gesonderte Darstellung erübrigt sich daher.

3.1 RVO-Krankenkassen

Für die RVO-Krankenkassen sind die Errichtung von Prüfgremien und der Abschluß von Prüfvereinbarungen durch das Krankenversicherungskostendämpfungsgesetz (KVKG) im Jahre 1977 auf eine neue Rechtsgrundlage gestellt worden. Während nach altem Recht die Krankenkassen nur bei Vereinbarung einer Gesamtvergütung nach Einzelleistungen entsprechend ihrem dann bestehenden wirtschaftlichen Interesse nach Maßgabe der Prüfvereinbarungen (vgl. oben 1.4) ein Recht auf Mitwirkung in den Prüfgremien hatten, ist nunmehr durch die Neufassung des § 368n Abs. 5 RVO (siehe Anhang) die paritätische Besetzung der Prüfgremien unabhängig von dem vereinbarten System für die Berechnung der Gesamtvergütung gesetzlich vorgeschrieben. Da die Wirtschaftlichkeitsprüfung materiellrechtlich in den Sicherstellungsauftrag der Kassenärztlichen Vereinigungen fällt (vgl. § 368n Abs. 1, 4 RVO), bleiben die Prüfgremien aber trotz paritätischer Besetzung Ausschüsse der Kassenärztlichen Vereinigung. Sie werden daher nach § 368n Abs. 5 RVO auch anders als die Ausschüsse der gemeinsamen Selbstverwaltung von Ärzten und Krankenkassen nach Maßgabe der Satzung der Kassenärztlichen Vereinigung errichtet (vgl. Anhang).

3.1.1 Prüfinstanzen

Zur Überwachung der Wirtschaftlichkeit der kassenärztlichen Versorgung haben die kassenärztlichen Vereinigungen nach näherer Bestim-

mung ihrer Satzungen Prüfungs- und Beschwerdeausschüsse zu errichten (§ 368n Abs. 5 Satz 1 RVO). Als Beispiel für eine solche Satzungsbestimmung ist im Anhang ein Auszug aus der Satzung der Kassenärztlichen Vereinigung Bremen beigefügt; die entsprechenden Satzungsbestimmungen anderer KV'en sind weitgehend identisch, unterscheiden sich jedoch teilweise in der Zahl der Mitglieder, dem Recht auf Abberufung von Mitgliedern durch die Kassenärztliche Vereinigung während der Amtsperiode und der Bildung gesonderter Ausschüsse für jede Kassenart.
Prüfungs- und Beschwerdeausschüsse sind paritätisch mit Vertretern der Ärzte und Krankenkassen zu besetzen. Den Vorsitz führt nach dem Gesetz jährlich wechselnd ein Vertreter der Ärzte oder ein Vertreter der Krankenkassen, dessen Stimme bei Stimmengleichheit den Ausschlag gibt. Dies kann bei grundsätzlich unterschiedlicher Auffassung der Ärzteseite und der Kassenseite über die Art und Weise der Wirtschaftlichkeitsprüfung und die inhaltlichen Anforderungen an das Wirtschaftlichkeitsgebot im Extremfall zu einer jährlich wechselnden Prüfpraxis führen. Die aus Gründen der Rechtsicherheit gebotene Einheitlichkeit in der Durchführung der Wirtschaftlichkeitsprüfung durch einen Ausschuß könnte dann nur über die Rechtsprechung des Sozialgerichtes erreicht werden.
Da die Prüfungs- und Beschwerdeausschüsse Einrichtungen der Kassenärztlichen Vereinigungen sind, liegt auch die Geschäftsführung der Ausschüsse bei der zuständigen Kassenärztlichen Vereinigung beziehungsweise deren Untergliederung.
Um die Parität der Ausschußbesetzung auch bei Fehlen eines Mitgliedes der Ärzte- oder Kassenseite zu gewährleisten, sehen einige Satzungen beziehungsweise Prüfvereinbarungen vor, daß für diesen Fall auf der anderen Seite ebenfalls nur die gleiche Zahl von Mitgliedern an der Abstimmung teilnimmt (vgl. z. B. § 4 Abs. 2 Prüfvereinbarung KV Hamburg — Anhang).
Die als Vertreter der Ärzte und der Krankenkassen in einen Prüfungs- oder Beschwerdeausschuß berufenen Mitglieder sind bei der Ausübung ihres Amtes an Weisungen nicht gebunden. Da die Ausschüsse in geheimer Beratung beziehungsweise nicht öffentlicher Sitzung entscheiden, sind die Ausschußmitglieder verpflichtet, über den Gegenstand des Verfahrens, den Inhalt der Beratung und die Abstimmung auch nach Beendigung ihres Amtes Stillschweigen zu bewahren.
Die meisten Satzungen enthalten darüber hinaus Bestimmungen, wonach ein ärztliches Mitglied bei der Überprüfung seiner eigenen kassenärztlichen Tätigkeit nicht mitwirken und in derselben Sache ein Ausschußmit-

glied nicht sowohl im Prüfungs- als auch im Beschwerdeausschuß tätig werden darf.

3.1.2 Aufgaben der Prüfinstanzen

Der wesentliche Inhalt der den Prüfungs- und Beschwerdeausschüssen übertragenen Aufgaben ist in den §§ 34, 35 BMV umschrieben (vgl. Anhang). Bevor auf die danach den Prüfungseinrichtungen zugewiesenen Aufgaben eingegangen wird, soll zunächst negativ abgegrenzt werden, was nicht zu den Aufgaben der Prüfungseinrichtungen gehört.

a) Unabhängig von der Prüfung der Wirtschaftlichkeit der Behandlungs- und Verordnungsweise des Arztes ist die von ihm bei der Kassenärztlichen Vereinigung eingereichte Honoraranforderung auf der Grundlage des „BMÄ'78" rechnerisch und gebührenordnungsmäßig zu prüfen und gegebenenfalls zu berichtigen. Diese *sachlich/rechnerische Prüfung der Honoraranforderung* wird durch die Kassenärztliche Vereinigung selbst vor Entscheidung über die Einleitung eines Prüfverfahrens auf Wirtschaftlichkeit der Honoraranforderung durchgeführt. Dabei wird geprüft, ob die Honoraranforderungen des Arztes formal mit den Bestimmungen des einheitlichen Bewertungsmaßstabes und der dazu von den Partnern des Bundesmantelvertrages vereinbarten Abrechnungsbestimmungen (BMÄ'78) sowie sonstigen die Abrechnungsfähigkeit bestimmter Leistungen einschränkenden berufs- oder kassenarztrechtlichen Vorschriften in Einklang stehen. Angesprochen sind hier insbesondere
   — das berufsrechtliche und damit auch kassenarztrechtliche Verbot einer systematisch fachfremden Tätigkeit durch Ärzte mit Gebietsbezeichnung; z. B. Anfertigung und Auswertung von Elektrokardiogrammen durch einen Laborarzt (BSG Urt. vom 13. 11. 1974 – 6 R KA 33/73 – BSG 38, 204), einen Röntgenologen (BSG Urt. vom 18. 9. 1973 – 6 R Ka 14/72 – BSG 36, 155; Urt. vom 28. 5. 1965 – 6 R Ka 1/65 – BSG 23, 97); nach ständiger Rechtsprechung des BSG handelt es sich bei der Ausübung kassenärztlicher Tätigkeit um die Erfüllung einer besonderen öffentlichrechtlichen Aufgabe im Rahmen des ärztlichen Berufs; für die kassenärztliche Tätigkeit besteht somit eine Bindung an das Berufsrecht mit der Folge, daß ein Arzt, der Versicherte der RVO- oder Ersatzkassen behandeln will, entsprechend diesem Berufsrecht nur als praktischer Arzt oder als Facharzt eines der Fachgebiete, die in der Weiterbil-

dungsordnung genannt sind, zugelassen oder beteiligt werden kann,
- die für die Erbringung bestimmter Leistungen nach §§ 24 – 27 BMV in der kassenärztlichen Versorgung geforderten apparativen Voraussetzungen und Fachkundenachweise (für Röntgenleistungen und nuklearmedizinische Leistungen, zytologische Untersuchungen im Rahmen der Krebsfrüherkennung, Humangenetische Leistungen und ärztliche Sachleistungen generell); derartige kassenarztspezifische Abrechnungsvoraussetzungen sind nach der Rechtsprechung des BSG (Urt. vom 28. 5.1968 – 6 R Ka 12/66 BSG 28, 73) zulässig, wenn das Berufsrecht eine entsprechende Qualifikation nicht gewährleistet, diese zur Sicherstellung einer bedarfsgerechten Versorgung aber erforderlich ist,
- die Überschreitung einer im Leistungsumfang begrenzten Beteiligung oder Ermächtigung zur Teilnahme an der kassenärztlichen Versorgung; ein beteiligter oder ermächtigter Arzt ist nur in dem Umfang zur Teilnahme an der kassenärztlichen Versorgung berechtigt, der im Beteiligungsbeschluß des Zulassungsausschusses oder im Ermächtigungsbescheid der Kassenärztlichen Vereinigung ausdrücklich festgelegt ist,
- der Ansatz mehrerer ärztlicher Leistungen für eine Untersuchung oder Behandlung am selben Tag oder für dieselbe Sitzung, deren Nebeneinanderberechnung nach dem BMÄ'78 ausdrücklich ausgeschlossen ist (z.B. Leistung, die in einer anderen gleichfalls berechneten Leistung enthalten ist, mehrmaliger Ansatz einer Beratung neben einer Sonderleistung in einem Behandlungsfall [Quartal], Nichtbeachtung eines Höchstbetrages für den Leistungsansatz mehrerer gleichartiger Leistungen insbesondere im Laborbereich),
- ein nach den Leistungslegenden des Bewertungsmaßstabes erkennbar falscher Ansatz einer bestimmten Leistungsposition (z.B. Ansatz einer Beratung außerhalb der Sprechstunde, wenn diese über die auf dem Arztschild angegebene Sprechstundenzeit hinaus faktisch noch fortdauert),
- Abrechnung von Sachleistungen trotz Nichterfüllen der für diese Leistungen nach dem Satzungsrecht der Kassenärztlichen Vereinigungen zu beachtenden Qualitätsanforderungen (erfolgreiche Teilnahme an Ringversuchen bei Laborleistungen, Kontrolle der technischen Qualität von Röntgenbildern durch die Röntgenkommission).

In diesen und anderen Fällen einer Nichtbeachtung oder Falschanwendung von Bestimmungen des Kassenarztrechts bei der Aufstellung der Honoraranforderung für die vom Arzt erbrachten Leistungen entscheidet die Kassenärztliche Vereinigung über die sachlich/rechnerische Korrektur des Leistungsansatzes. Denn dem Arzt wird nicht vorgeworfen, bei den fraglichen Leistungen unwirtschaftlich gehandelt zu haben, es geht vielmehr um die richtige Anwendung des Gebührenrechts (bzw. des Vertrags- und Satzungsrechts), d. h. um die Frage, nach welcher Gebührenposition die Leistungen des Arztes abzurechnen sind (bzw. welche besonderen vertraglichen und satzungsrechtlichen Voraussetzungen für die Abrechnungsfähigkeit bestehen), was vor und unabhängig von ihrer Wirtschaftlichkeit zu prüfen ist (BSG Urt. vom 7. 10. 1976 – 6 R Ka 15/75 – BSG 42, 268; Urt. vom 21. 9. 1967 – 6 R Ka 27/65 – BSG 27, 146). Allerdings hat das Bundessozialgericht in seiner Entscheidung vom 7. 10. 1976 ausdrücklich darauf hingewiesen, daß den Prüfeinrichtungen nach § 368n Abs. 5 RVO (a. F. § 368n Abs. 4) über die von ihnen nach dem Gesetz durchzuführende Wirtschaftlichkeitsprüfung hinaus auch andere Aufgaben durch Satzung der KV oder Prüfvereinbarung übertragen werden können, da das Gesetz insoweit nichts Gegenteiliges vorschreibt (BSG 42, 268 ff, 270). In diesem Rahmen bewegt sich § 34 Abs. 2 Satz 2 BMV, wenn darin in Ausnahme vom Grundsatz der Zuständigkeit der Kassenärztlichen Vereinigung (§ 34 Abs. 2 Satz 1 BMV) den Prüfeinrichtungen die *Möglichkeit* einer Entscheidung über die sachlich/rechnerische Richtigstellung einer Honoraranforderung eingeräumt wird, wenn sich die Notwendigkeit im Rahmen einer Wirtschaftlichkeitsprüfung ergibt. Damit wird der Tatsache Rechnung getragen, daß sich oft erst im Prüfverfahren selbst eine sachlich/rechnerische Unrichtigkeit der Abrechnung herausstellt und bei Offenkundigkeit des Abrechnungsfehlers eine Rückverweisung an die Kassenärztliche Vereinigung unnötigen Verwaltungsaufwand verursachen würde.

b) Ebenfalls unabhängig von der Prüfung der Wirtschaftlichkeit der Behandlungs- und Verordnungsweise des Arztes ist die im Rahmen der Honorarverteilung (vgl. oben 1.4) durchzuführende *Prüfung auf eine übermäßige Ausdehnung der kassenärztlichen Tätigkeit (§ 368f Abs. 1 Satz 5 RVO)*. Der Unterschied beider Prüfmaßnahmen liegt nach dem Urteil des BSG vom 16. 3. 1967 (– 6 R Ka 22/66 – BSG 26, 174) darin, daß die Überprüfung einer eventuellen übermäßigen Ausdehnung der

Tätigkeit des Kassenarztes auf die Verpflichtung des Kassenarztes hinwirken soll, dem Versicherten eine zweckmäßige und ausreichende, d. h. gründliche und sorgfältige Versorgung zuteil werden zu lassen, während das Wirtschaftlichkeitsgebot sicherstellen soll, daß ‚das Maß des Notwendigen' nicht überschritten wird. Diese Differenzierung ist nicht ganz einleuchtend, da es nach § 368e RVO in Verbindung mit § 368n Abs. 5 RVO gerade zum Wirtschaftlichkeitsgebot und der Wirtschaftlichkeitsprüfung gehört, dem Versicherten eine zweckmäßige und ausreichende Versorgung zukommen zu lassen (vgl. oben 2.1). Richtig ist aber, daß die sogenannte Verteilungskürzung des § 368f Abs. 1, Satz 5 RVO ihre sachliche Berechtigung nur darin finden kann, daß bei einem übermäßigen Gesamtvolumen der Honoraranforderung eines einzelnen Arztes gegenüber der Honoraranforderung seiner Fachgruppe der Verdacht auftreten kann, daß die einzelne Leistung nicht sorgfältig genug erbracht worden ist, da sonst in der zur Leistungserbringung insgesamt zur Verfügung stehenden Zeit vom Arzt als Freiberufler ein solches Ausmaß an Leistungen persönlich nicht hätte erbracht werden können. Damit kommt aber die „Verteilungskürzung" im Ergebnis in die Nähe der im Rahmen der Wirtschaftlichkeitsprüfung möglichen Kürzung wegen offensichtlichen Mißverhältnisses der Honoraranforderung des Arztes zu der Durchschnittsanforderung der Vergleichsgruppe (vgl. unten 4). Dies und die Tatsache einer heute allgemein vereinbarten Gesamtvergütung nach Einzelleistung (vgl. oben 1.4) mag der Grund dafür sein, daß eine „Honorarverteilungskürzung" nach § 368f Abs. 1, Satz 5 RVO nur noch in einigen Kassenärztlichen Vereinigungen praktiziert wird. Für diese Kassenärztlichen Vereinigungen gilt die Rechtsprechung des Bundessozialgerichtes und des Bundesverfassungsgerichtes, wonach

— für die Entscheidung über einen Honorarabstrich auf Grund des Honorarverteilungsmaßstabes (HVM) die zur „Überwachung der Wirtschaftlichkeit der kassenärztlichen Versorgung im einzelnen" (§ 368n Abs. 5 RVO) eingerichteten Prüfeinrichtungen der Kassenärztlichen Vereinigungen nicht zuständig sind (BSG a.a.O. Urt. vom 16. 3. 1967),

— ein HVM, den die Kassenärztliche Vereinigung nicht „im Benehmen mit den Verbänden der Krankenkassen" festgesetzt hat (§ 368f Abs. 1 Satz 3 RVO) ungültig ist,

— Maßnahmen zur Verhütung der übermäßigen Ausdehnung der kassenärztlichen Tätigkeit nur auf Grund einer normativen Rege-

lung im HVM — und nicht schon unmittelbar nach § 368f Abs. 1 Satz 5 RVO — zulässig sind (BSG Urt. vom 13. 8. 1964 — 6 R Ka 7/63 — BSG 21, 235),
— ein Honorarverteilungsmaßstab, der durch eine maßvolle und differenzierte Ertragsstaffel erst bei relativ hohen Ertragswerten eine Kürzung der Honoraranforderungen eines Arztes vorsieht, recht- und verfassungsmäßig ist (BSG Urt. vom 27. 1. 1965 — 6 R Ka 15/64 — BSG 22, 218; BVerfGE vom 10. 5. 1972 — 1 BvR 286—293—295/65 — BVerfGE 33, 171 DÄ 1972, 2747),
— der HVM einer Kassenärztlichen Vereinigung, der zur Verhütung einer übermäßigen Ausdehnung der kassenärztlichen Tätigkeit die Honorierung stationärer Leistungen eines Belegarztes auf den Betrag begrenzt, der der ärztlichen Versorgung von 25 belegten Krankenhausbetten entspricht, gültig ist (BSG Urt. vom 16. 3.1967 — 6 R Ka 25/65 — BSG 26, 164).

Von der Honorarverteilungskürzung nach § 368f Abs. 1 Satz 5 RVO wegen übermäßiger Ausdehnung kassenärztlicher Tätigkeit sind zu unterscheiden neuerdings in die Honorarverteilungsmaßstäbe aufgenommene Regelungen zur Verteilung des im Gesamtvertrag vereinbarten Fall- (zum Teil Kopf-) pauschales für Laborleistungen. Bei einer pauschalierten Gesamtvergütung (vgl. oben 1.4) muß der HVM Regelungen enthalten, die eine gleichmäßige und sachgerechte Verteilung der gezahlten Pauschalbeträge an die Ärzte gewährleisten, welche die den Pauschalbeträgen zugrunde liegenden Leistungen erbracht haben. Die entsprechenden Regelungen des HVM haben daher weder mit der Wirtschaftlichkeitsprüfung noch mit der Honorarverteilungskürzung des § 368f Abs. 1 Satz 5 RVO etwas zu tun; sie setzen vielmehr die Summe der Pauschbeträge in ein Verhältnis zur Zahl der für Laborleistungen insgesamt abgerechneten Punkte, wobei allerdings eine durch Rationalisierung der Leistungserbringung bedingte Leistungsausweitung zum Teil durch Ertragsstaffeln ausgeglichen wird.

Die Abgrenzung der durch die Kassenärztliche Vereinigung selbst durchzuführenden Prüfung der Honoraranforderung des Arztes auf sachlich/rechnerische Richtigkeit und auf eine übermäßige Ausdehnung kassenärztlicher Tätigkeit von der den *Prüfeinrichtungen nach § 368n Abs. 5 RVO* übertragenen Prüfung der Wirtschaftlichkeit der Behandlungs- und Verordnungsweise des Arztes zeigt in Zusammenhang mit § 34 BMV, daß den Prüfeinrichtungen folgende *Aufgaben* übertragen sind:

a) die *Beratung des Arztes* hinsichtlich der Wirtschaftlichkeit seiner Behandlungs- und Verordnungsweise,
b) die *Überprüfung der Honoraranforderungen nach Maßgabe* der in § 368e RVO bestimmten Erfordernisse verbunden mit Abstrichen an der Honoraranforderung bei Feststellung einer Unwirtschaftlichkeit der Behandlungsweise,
c) die *Entscheidung über* die von den Krankenkassen gestellten *Regreßforderungen* wegen unwirtschaftlicher Verordnungsweise,
d) ebenfalls nur auf Antrag der Krankenkassen, die *Feststellung eines sonstigen Schadens*, den der Kassenarzt infolge schuldhafter Verletzung kassenärztlicher Pflichten einer Krankenkasse verursacht hat.

Die unter a bis c genannten Aufgaben der Prüfeinrichtungen nach § 368n Abs. 5 RVO beziehen sich auf die Einhaltung des in seinem materiellen Inhalt oben unter 2. umschriebenen Wirtschaftlichsgebotes des § 368e RVO und die Beschlußfassung über Konsequenzen (Beratung, Abstrich von der Honoraranforderung, Regreß) bei seiner Verletzung durch einen an der kassenärztlichen Versorgung teilnehmenden Arzt. Die unter d genannten den Prüfeinrichtungen nach § 34 Abs. 3 BMV übertragene Feststellung eines „sonstigen Schadens" bezieht sich auf eine nicht durch unwirtschaftliche Behandlungs- oder Verordnungsweise vom Arzt in Ausübung einer kassenärztlichen Tätigkeit schuldhaft verursachte Schädigung der Krankenkassen. Ein solcher „*sonstiger Schaden*" kann insbesondere eintreten bei

— einer *Überzahlung von Krankengeld oder Mutterschaftsgeld* durch die Krankenkasse auf Grund einer schuldhaft falsch ausgestellten ärztlichen Bescheinigung nach §§ 21 Abs. 5,6 BMV (Arbeitsunfähigkeitsbescheinigung zur Erlangung von Krankengeld), 22 BMV (Bescheinigung über den mutmaßlichen Tag der Entbindung),
— einer *schuldhaft falschen Auskunft* gegenüber dem Vertrauensärztlichen Dienst der Krankenversicherung (§ 21 Abs. 7 BMV),
— einer *unzulässigen* — nicht unwirtschaftlichen — *Verordnung*
— einer *nicht gerechtfertigten Überweisung* an einen anderen Arzt und dadurch ausgelösten überflüssigen Untersuchungskosten.

Strittig ist, ob auch eine Schädigung der Krankenkasse durch *Abrechnung nicht erbrachter Leistungen* (verneinend SG Hannover vom 28. 6. 1978 — S 10 Ka 45/76 —, bejahend SG Dortmund vom 31. 5. 1977 — S 14 Ka 45/76) oder durch *unsachgemäße ärztliche Behandlung* (bejahend SG

Hannover a.a.O.) als ein „sonstiger Schaden anzusehen ist. Da eine Tätigkeit in der kassenärztlichen Versorgung nicht vorliegt, wenn der Arzt keine Leistung erbringt und da § 368 d Abs. 4 RVO Schadenersatzansprüche aus einer unsachgemäßen Behandlung ausdrücklich in die Rechtsbeziehungen zwischen Arzt und Patient verlagert, dürfte die Annahme eines „sonstigen Schadens" zu verneinen sein.

Die Abwicklung eines sonstigen Schadens richtet sich nach § 35 BMV (siehe Anhang). Ebenso wie bei einer Regreßforderung wegen unwirtschaftlicher Verordnungsweise sind die von den Prüfeinrichtungen gemäß § 34 BMV festgestellten Regreß- oder Schadensbeträge an den Honorarforderungen des Arztes durch die KV im Wege der Aufrechnung einzubehalten und – vorbehaltlich einer anderweitigen Entscheidung in einem Gerichtsverfahren – an die Krankenkasse abzuführen. Ist eine Aufrechnung mit Honorarforderungen des Arztes nicht möglich, weil solche nicht mehr bestehen, so tritt die Kassenärztliche Vereinigung den Anspruch auf den Regreß- oder Schadensbetrag an die Krankenkasse zur unmittelbaren Einziehung ab.

3.1.3 Prüfverfahren

Nach § 368 Abs. 5 Satz 3 RVO vereinbaren die Vertragsparteien der Gesamtverträge (vgl. oben 1.3) das Verfahren zur Überwachung der Wirtschaftlichkeit und das Verfahren vor den Ausschüssen. Auf dieser Grundlage sind von jeder Kassenärztlichen Vereinigung mit den Landesverbänden der Krankenkassen *Prüfvereinbarungen* abgeschlossen worden; im Anhang ist beispielhaft die für den Bereich der Kassenärztlichen Vereinigung Hamburg abgeschlossene Prüfvereinbarung abgedruckt.

Für das Prüfverfahren ergänzend zu beachten sind die *Vorschriften des Zehnten Buches des Sozialgesetzbuches über das Verwaltungsverfahren (SGB X)* vom 18. 8. 1980 (BGBl. I S. 1469). Die im ersten Kapitel dieses Zehnten Buches enthaltenen Vorschriften über das Verwaltungsverfahren gelten für die öffentlichrechtliche Verwaltungstätigkeit der Behörden, die nach diesem Gesetz ausgeübt wird, soweit sich aus dem Allgemeinen Teil (SGB I) und den besonderen Teilen (dazu gehört auch die RVO und das Kassenarztrecht, Art. II, § 1 SGB I) nicht etwas anderes ergibt. Da Behörde im Sinne dieses Gesetzes jede Stelle ist, die Aufgaben der öffentlichen Verwaltung wahrnimmt, sind auch die Prüfeinrichtungen der Kassenärztlichen Vereinigungen im Sinne dieses Gesetzes als Behörden anzusehen. Sie haben daher die Vorschriften des Zehnten Buches des SGB über das Verwaltungsverfahren zu beachten, soweit sich nicht aus § 368 n Abs. 5 RVO und der auf dieser gesetzlichen Grundlage beschlossenen Prüfvereinbarung etwas anderes ergibt. Auf dieser Grundlage sind insbesondere zu beachten:

— das Recht eines Verfahrensbeteiligten, sich durch einen *Bevollmächtigten* (insbesondere Rechtsanwalt) vertreten zu lassen oder zu Verhandlungen und Besprechungen mit einem *Beistand* zu erscheinen (§ 13 SGB X),
— die Vorschriften über den *Ausschluß von Personen* von einer Tätigkeit im Verwaltungsverfahren für eine Behörde (wer selbst Beteiligter oder Angehöriger eines Beteiligten oder Angehöriger einer Person ist, die einen Beteiligten in diesem Verfahren vertritt oder wer außerhalb seiner amtlichen Eigenschaft in der Angelegenheit ein Gutachten abgegeben hat oder sonst tätig geworden ist; § 16 SGB X). Die Tätigkeit von Organmitgliedern und Beschäftigten der Kassenärztlichen Vereinigungen und Krankenkassen(verbände) in einem Verwaltungsverfahren auf Grund der Beziehungen zwischen Ärzten, Zahnärzten und Krankenkassen, ist zulässig (§ 16 Abs. 3 SGB X),
— die Vorschriften über ein Nichtmitwirken im Verwaltungsverfahren wegen *Besorgnis der Befangenheit* (§ 17 SGB X); bei Ausschüssen und damit auch bei den Prüfungs- und Beschwerdeausschüssen entscheidet der Ausschuß selbst über den Ausschluß eines Mitgliedes von der Mitwirkung wegen Besorgnis der Befangenheit. Das betroffene Ausschußmitglied darf bei dieser Entscheidung nicht mitwirken. Das ausgeschlossene Mitglied darf bei der weiteren Beratung und Beschlußfassung nicht zugegen sein (§§ 17 Abs. 2, 16 Abs. 4 SGB X),
— die Vorschriften über die *Gewährung des rechtlichen Gehörs*, bevor ein Verwaltungsakt erlassen wird, der in Rechte eines Beteiligten eingreift (§ 24 SGB X). „Nicht zu den anhörungspflichtigen Verwaltungsakten im Sinne des § 24 SGB X gehören — jedenfalls in der Regel — diejenigen Akte, die über Bestehen und Umfang eines vom Antragsteller lediglich behaupteten Rechts entscheiden, insbesondere einen von ihm erhobenen Zahlungsanspruch nach Grund und Höhe feststellen, mag die Entscheidung im positiven Sinne ergehen oder ganz oder teilweise negativ ausfallen (ablehnende Verwaltungsakte). Nicht unter § 24 SGB X fallen daher Honorarbescheide, mit denen die KV bei ihren Mitgliedern die Höhe der Vergütung festsetzt, die ihnen aus ihrer Tätigkeit für die gesetzlichen Krankenkassen oder die Ersatzkassen

zusteht, auch wenn sie hinter den Honoraranforderungen des Arztes etwa wegen einer rechnerischen oder sachlichen Berichtigung zurückbleiben" (BSG Urt. vom 1. 3. 1979 – 6 R Ka 17/77 – USK 7942),
- die Vorschriften über das *Recht auf Akteneinsicht* durch Beteiligte, soweit deren Kenntnis zur Geltendmachung oder Verteidigung ihrer rechtlichen Interessen erforderlich ist (§ 25 SGB X). Bis zum Abschluß des Verwaltungsverfahrens gilt dies nicht für Entwürfe zu Entscheidungen sowie die Arbeiten zu ihrer unmittelbaren Vorbereitung,
- die Vorschriften über die *Berechnung von Fristen und Terminen* sowie die *Wiedereinsetzung in den vorigen Stand* (§§ 26, 27 SGB X),
- die Vorschriften über eine *Erstattung von Kosten im Vorverfahren* bei erfolgreichem Widerspruch gegen einen Verwaltungsakt (§ 63 SGB X).

Für den *Ablauf des Prüfverfahrens* ergeben sich aus den auf der Grundlage des § 368n Abs. 5, Satz 3 RVO abgeschlossenen Prüfvereinbarungen folgende *Grundsätze:*

a) Die von dem an der kassenärztlichen Versorgung teilnehmenden Arzt bei der für ihn zuständigen Kassenärztlichen Vereinigung bzw. deren Bezirks- oder Abrechnungsstelle auf der Grundlage des BMÄ'78 eingereichte Quartalsabrechnung wird dort unter Einsatz der elektronischen Datenverarbeitung aufbereitet und auf *sachlich/rechnerische Richtigkeit* überprüft. Vorgenommene sachlich/rechnerische Berichtigungen sind dem Arzt unter Angabe der Gründe mitzuteilen. Der Arzt kann gegen derartige sachlich/rechnerische Berichtigungen binnen eines Monats Widerspruch einlegen, über den – falls keine Abhilfeentscheidung ergeht – der Vorstand der KV (oder Bezirks/Abrechnungsstelle) entscheidet.
b) Nach Prüfung der vom Arzt eingereichten Quartalsabrechnung auf sachlich/rechnerische Richtigkeit erfolgt die *Prüfung der Honoraranforderung des Arztes auf Einhaltung des Wirtschaftlichkeitsgebotes durch die Prüfeinrichtungen der KV*. Dabei können nicht alle Honoraranforderungen der an der kassenärztlichen Versorgung teilnehmenden Ärzte und Einrichtungen individuell durch die Prüfungsausschüsse beurteilt werden. Es bedarf daher eines Auswahlverfahrens für diejenigen Abrechnungen, die einer individuellen Wirtschaftlichkeitsprüfung durch die Prüfungsausschüsse zugeführt werden sollen und denjenigen, die pauschal auf Grund der nach den Abrechnungsunterlagen erstellten Vergleichsstatistiken geprüft werden. Dieses *Auswahlverfahren* ist

zum Teil in den Prüfvereinbarungen vertraglich festgelegt, zum Teil stellt die Kassenärztliche Vereinigung die hierfür maßgebenden Kriterien in Absprache mit den Verbänden der Krankenkassen auf. Maßgebend für die Durchführung einer individuellen Prüfung durch die Prüfungsausschüsse kann zum Beispiel sein:
— eine erhebliche Überschreitung des Fachgruppendurchschnittes bei der Gesamthonoraranforderung oder der Honoraranforderung in einer bestimmten Leistungsgruppe,
— ein auffälliges Mißverhältnis in der Abrechnung einzelner Leistungspositionen im Vergleich zur Fachgruppe,
— das erste Abrechnungsquartal eines Arztes, um den Arzt frühestmöglich über die Anforderungen des Wirtschaftlichkeitsgebotes informieren zu können.

Zur Vorbereitung und Durchführung der Prüfung werden die von den an der kassenärztlichen Versorgung teilnehmenden Ärzten und Einrichtungen abgerechneten Leistungen statistisch so aufbereitet, daß ein Überblick über die Abrechnung des einzelnen Arztes im Vergleich zu seiner Fachgruppe bezogen auf die Gesamthonoraranforderung, bestimmte Leistungssparten und zum Teil auch die einzelnen abgerechneten Leistungen möglich ist (vgl. § 8 Prüfvereinbarung Hamburg — Anhang). Die Krankenkassen beziehungsweise deren Landesverbände stellen den Prüfungsausschüssen die erforderlichen *statistischen Unterlagen* für eine Beurteilung der Arznei-, Verband-, Heil- und Hilfsmittelverordnungen, Krankenhauseinweisungen und Arbeitsunfähigkeitsbescheinigungen zur Verfügung (vgl. § 10 Prüfvereinbarung Hamburg — Anhang).

In aller Regel findet eine *Vorprüfung durch* die bei den Kassenärztlichen Vereinigungen hauptberuflich oder ehrenamtlich tätigen *Prüfärzte* statt.

c) Die Prüfungsausschüsse entscheiden auf Grund einer mündlichen Verhandlung in nicht öffentlicher Sitzung. Dabei ist der für die Entscheidung relevante Sachverhalt *von Amts wegen* zu ermitteln. Den betroffenen Arzt trifft jedoch eine *Mitwirkungspflicht an der Aufklärung des Sachverhaltes* (BSG Urt. vom 27. 11. 1959 — 6 R Ka 4/58 — BSG 11, 102ff 115/116; BSG Urt. vom 29. 5. 1962 — 6 R Ka 24/59 — BSG 17, 79ff 87/88). Insbesondere hat er den Prüfeinrichtungen auf Anforderung alle notwendigen Unterlagen zur Verfügung zu stellen (§ 33 Abs. 5 BMV). Beruft er sich auf Praxisbesonderheiten oder einen ursächlichen Zusammenhang und damit Ausgleich zwischen Mehraufwendungen in einer und Minderaufwendungen in einer anderen Leistungssparte, so muß er dies substantiiert darlegen; allgemeine Behauptungen genügen nicht (BSG a.a.O.). „Genügt hiernach der einzelne Arzt der ihm obliegenden Mitwirkungspflicht nicht, unterläßt er etwa, Tatsachen vorzutragen, die in seinem Fall eine Abweichung von den Prüfrichtzahlen rechtfertigen, so können die Prüfinstanzen in der Regel davon ausgehen, daß solche Besonderheiten bei ihm nicht vorliegen" (BSG a.a.O., Bd. 11, 116).

Die *Wirksamkeit der Prüfentscheidung* durch den Prüfungsausschuß setzt voraus: Willensbildung der Mitglieder des Kollegiums, Beschlußfassung durch Abstimmung, Verlautbarung des Beschlusses (BSG a.a.O. Bd. 17, 83). Die Verlautbarung erfolgt in der Regel durch einen schriftlichen Bescheid, der dem geprüften Arzt, den beteiligten Landesverbänden der Krankenkassen und der Kassenärztlichen Vereinigung mit Rechtsmittelbelehrung zuzustellen ist.

d) *Gegen den Prüfbescheid des Prüfungsausschusses* kann je nach dem Ausgang des Verfahrens der geprüfte Arzt, ein Landesverband der Krankenkasse oder die Kassenärztliche Vereinigung innerhalb eines Monats nach Zustellung *Widerspruch beim Prüfungsausschuß* einlegen. Der Prüfungsausschuß kann dem Widerspruch abhelfen, eröffnet jedoch unter Umständen damit die Widerspruchsmöglichkeit eines anderen Beteiligten, der durch die *Abhilfeentscheidung* erstmals beschwert ist (vgl. z. B. § 20 Prüfvereinbarung Hamburg — Anhang). Es besteht auch die Möglichkeit einer *Teilabhilfe*, die den Widerspruchsführer unter Umständen veranlassen kann, den „Restwiderspruch" zurückzunehmen. Wird dem Widerspruch auch nur teilweise nicht abgeholfen, so ist das Verfahren zur Entscheidung über den Widerspruch (Restwiderspruch) an den *Beschwerdeausschuß* abzugeben. Der Beschwerdeausschuß entscheidet auch über den Widerspruch gegen eine Abhilfe-(Teilabhilfe-)entscheidung. Für das Verfahren vor dem Beschwerdeausschuß gelten die Bestimmungen der Prüfvereinbarungen über das Verfahren vor den Prüfungsausschüssen entsprechend. Teilweise ist jedoch Schriftlichkeit des Verfahrens mit der Möglichkeit der persönlichen Anhörung vorgesehen (so § 22 Prüfvereinbarung Hamburg — Anhang). Das Verfahren vor dem Beschwerdeausschuß endet mit einem *Widerspruchsbescheid*, der den Beteiligten mit Rechtsmittelbelehrung zuzustellen ist.

e) Für das *Prüfverfahren wegen unwirtschaftlicher Verordnungsweise oder Festsetzung eines sonstigen Schadens* gelten die unter b bis d aufgezeigten Verfahrensstufen entsprechend. Die Einleitung des Prüfverfahrens ist jedoch vom *Prüfantrag eines Landesverbandes der Krankenkassen* abhängig. Der Antrag muß das zu prüfende Quartal unter Zurverfügungstellung der erforderlichen Prüfunterlagen beziehungsweise den von den Krankenkassen geltend gemachten Schaden konkret bezeichnen.

Bei der Prüfung der Honoraranforderung des Arztes auf sachlich/rechnerische Richtigkeit und auf Wirtschaftlichkeit besteht ein solches Antragsrecht der Landesverbände der Krankenkassen deswegen nicht, weil diese Prüfung durch die Kassenärztlichen Vereinigungen im Rahmen des ihnen erteilten Sicherstellungsauftrages von Amtwegen durchzuführen ist (§ 368n Abs. 1, 2, 4 RVO). Die Landesverbände der Krankenkassen können jedoch nach Zugang der durch KV auf sachlich/rechnerische Richtigkeit und Wirtschaftlichkeit geprüften Gesamtrechnung (Zusammenfassung aller Honoraranforderungen der an der kassenärztlichen Versorgung teilnehmenden Ärzte und Einrichtungen) zu Honoraranforderungen einzelner Ärzte wegen sachlicher oder rechnerischer Mängel der Abrechnung oder wegen Unwirtschaftlichkeit der Behandlungsweise Widerspruch einlegen. Hierfür sind in den Gesamtverträgen Fristen (meist drei Monate nach Zugang der Gesamtrechnung) vereinbart. Der Widerspruch richtet sich an die Stelle/Einrichtung der KV, die für die Prüfung auf sachlich/rechnerische Richtigkeit oder für die Wirtschaftlichkeitsprüfung zuständig ist (Prüfungsausschuß). Es besteht zunächst wie bei einem Widerspruch durch den Arzt die Möglichkeit der Abhilfeentscheidung (vgl. oben a und d). Wird dem Widerspruch nicht abgeholfen, so entscheidet bei geforderter sachlich/rechnerischer Berichtigung der Vorstand der KV (oder Bezirks/Abrechnungsstelle) und bei behaupteter Unwirtschaftlichkeit der Beschwerdeausschuß (vgl. oben a und d). Der betroffene Arzt ist von dem Widerspruch der Krankenkassen rechtzeitig zu informieren, damit er seine Rechte wahrnehmen kann. In einigen Gesamtverträgen ist das hier dargestellte Widerspruchsverfahren bei sachlich/rechnerischer Berichtigung als Antragsverfahren ausgestaltet.

f) Nach § 368n Abs. 5 Satz 5 RVO hat ein *Widerspruch* gegen die Entscheidung des Prüfungsausschusses *aufschiebende Wirkung;* er darf daher durch die Kassenärztliche Vereinigung nicht vollzogen werden. Für Prüfbescheide der Prüfungsausschüsse, die den Arzt zur Zahlung eines Schadens- oder Regreßbetrages wegen unwirtschaftlicher Verordnungsweise oder Feststellung eines sonstigen Schadens verpflichten, bedeutet dies, daß der Schadens-Regreßbetrag nicht gemäß § 35 BMV mit Honoraranforderungen des Arztes verrechnet werden darf, bis das Widerspruchsverfahren abgeschlossen ist (zur aufschiebenden Wirkung im Klageverfahren vgl. unten 6). Für Prüfbescheide, die auf einen Abstrich von der Honoraranforderung wegen unwirtschaftlicher Behandlungsweise erkennen, bedeutet die aufschiebende Wirkung des Widerspruches jedoch nicht etwa, daß dem Arzt die geltend gemachte Honorarforderung zunächst auszuzahlen und bei Bestätigung des Prüfbescheides im Widerspruchverfahren der überzahlte Betrag von ihm zurückzuzahlen wäre. Das Prüfverfahren dient vielmehr der *Festsetzung der vergütungsfähigen Leistungen* auf der Grundlage der Honoraranforderung des Arztes unter Berücksichtigung des Wirtschaftlichkeitsgebotes. Solange das Prüfverfahren nicht rechtskräftig abgeschlossen ist, besteht daher kein Anspruch des Arztes auf einen bestimmten Honorarbetrag; er erhält daher zunächst nur Abschlagzahlungen auf seine Honoraranforderung. Der Widerspruch gegen die durch den Prüfbescheid erfolgte Festsetzung der vergütungsfähigen Leistungen führt dazu, daß der Vergütungsanspruch des Arztes, soweit es die Höhe des Abstriches an der Honoraranforderung betrifft, offenbleibt. Nur in Höhe des unstrittigen Betrages ist ein Honoraranspruch festgestellt und nach Maßgabe der Bestimmungen des Honorarverteilungsmaßstabes auszuzahlen. Entsprechendes gilt bei einem Widerspruch der Krankenkassen gegen einen Prüfbescheid, der die von ihnen angenommene Unwirtschaftlichkeit nicht oder nicht ausreichend berücksichtigt. (Zur Unterscheidung zwischen Honoraranforderung und Festsetzung des Vergütungsanspruchs BSG Urt. vom 1. 3. 1979 — 6 R Ka 17/77 — USK 7942).

g) Nach wie vor offen ist die Frage, ob und inwieweit bei einem Widerspruch des Arztes gegen einen ihn belastenden Prüfbescheid im Widerspruchsverfahren auch dann eine „verbösernde" Entscheidung ergehen kann, wenn kein anderer Beteiligter — wegen angeblich zu niedrigem Abstrich oder Regreß — Widerspruch eingelegt hat. (Problem der *„reformatio in pejus"*.)

Wenn zum Beispiel in einem Prüfverfahren a) von der Gesamthonoraranforderung b) von der Honoraranforderung für Laborleistungen ein Abstrich in Höhe von 10% vorgenommen wurde, auf den Widerspruch des Arztes der Beschwerdeausschuß erkennen mußte, daß die Höhe der Unwirtschaftlichkeit im Falle a) 20% oder zwar nur

10% beträgt, diese jedoch nicht wegen der im Prüfbescheid genannten unwirtschaftlichen Röntgenleistungen, sondern wegen einer unwirtschaftlichen Besuchstätigkeit hätte ausgesprochen werden müssen und im Falle b) erkennt, daß der Abstrich in Höhe von 10% für Laborleistungen unberechtigt war, jedoch in gleicher Höhe Unwirtschaftlichkeiten bei Röntgenleistungen festzustellen sind: kann dann im Falle a) der Abstrich auf 20% erhöht beziehungsweise in Höhe von 10%, jedoch mit anderer Begründung bestätigt werden oder
kann im Falle b) der Abstrich bei den Laborleistungen in einen solchen bei den Röntgenleistungen umgewandelt werden?

Das Landessozialgericht Stuttgart hat in einer Entscheidung vom 11. Juli 1979 – L 10 Ka 1948/78 – jede Form der reformatio in pejus als unzulässig angesehen; die Beschwerdekommission dürfe weder die Prozentsätze der von der Prüfungskommission vorgenommenen Kürzungen erhöhen, noch die Unwirtschaftlichkeit der Behandlungsweise anhand anderer ärztlicher Leistungen feststellen und deren Gebührenansatz entsprechend kürzen. Der Entscheidung lag allerdings ein Fall zugrunde, in dem die gekürzten Gebührenansätze im Tenor der Prüfentscheidung selbst genannt waren (vergleichbar mit Fall b des Beispieles). Anders könnte die Entscheidung ausfallen, wenn im Tenor der Prüfentscheidung lediglich eine prozentuale Kürzung ausgesprochen wird und in der Widerspruchentscheidung dieselbe prozentuale Kürzung lediglich mit anderer Begründung aufrechterhalten wird (vergleichbar mit Fall a 1. Alternative). Im Grundsatz muß aber die Möglichkeit einer reformatio in pejus wegen des kontradiktorischen Charakters des Prüfverfahrens abgelehnt werden.

Den am Prüfverfahren Beteiligten ist in §368n Abs. 5 Satz 4 RVO ausdrücklich jeweils ein eigenes Widerspruchsrecht gegen die Entscheidung des Prüfungsausschusses eingeräumt worden. Jeder Beteiligte kann daher seine Interessen durch Widerspruch gegen eine Prüfentscheidung selbst geltend machen. Tut er dies nicht, so ergibt sich daraus sein Einverständnis mit dieser Entscheidung. Damit ist es nicht vereinbar, die Prüfentscheidung gegen den Arzt in dem ausschließlich durch seinen Widerspruch ausgelösten Widerspruchsverfahren zu verschärfen, wenn die Landesverbände der Krankenkassen als Wahrnehmer der Interessen der Solidargemeinschaft die Prüfentscheidung durch Nichteinlegen eines Widerspruchs akzeptiert haben. Im kontradiktorischen Verfahren müßte allerdings die Möglichkeit des Anschlußwiderspruchs bestehen, z. B. wenn ein Beteiligter unmittelbar vor Auslaufen der Widerspruchsfrist den Widerspruch einlegt.

Die folgende Skizze gibt abschließend einen Überblick über das Prüfverfahren in der kassenärztlichen Versorgung aufgrund der vorstehenden Darlegungen.

Prüfstufe 1

Prüfung auf sachlich/rechnerische Richtigkeit	
Zuständig:	Kassenärztliche Vereinigung
Einleitung:	von Amts wegen/auf Widerspruch LKK*
Entscheidung:	Bescheid der KV/Abrechng.-Bez.-St.
Rechtsbehelf:	Widerspruch an KV
Entscheidung:	Abhilfebescheid der zustg. KV-St. Widerspruchsbescheid des Vorstandes

Prüfstufe 2

Prüfung auf Wirtschaftlichkeit der Behandlgsw.	
Zuständig:	Prüfeinrichtungen nach § 368n 5
Einleitung:	von Amts wegen/auf Widerspruch LKK*
Entscheidung:	Prüfbescheid des Prüfungsausschusses
Rechtsbehelf:	Widerspruch an den Prüfungsausschuß
Entscheidung:	Abhilfebescheid des Prüfungsausschusses Widerspruchsbescheid Beschwerdeausschuß

* Teilweise in den Gesamtverträgen als Antragsverfahren ausgestaltet; dann besteht für einen Landesverband der Krankenkassen die Möglichkeit des Widerspruchs gegen die seinen Antrag ablehnende Entscheidung der KV/Abrechnungs-/Bezirksstelle beziehungsweise des Prüfungsausschusses.

Prüfstufe 3

Prüfung auf Wirtschaftlichkeit der VO/sonst. Sch.
Zuständig: Prüfeinrichtungen nach § 368n 5 Einleitung: auf Antrag LKK Entscheidung: Prüfbescheid des Prüfungsausschusses Rechtsbehelf: Widerspruch an den Prüfungsausschuß Entscheidung: Abhilfebescheid des Prüfungsausschusses Widerspruchsbescheid Beschwerdeausschuß

Prüfstufe 4

Prüfung auf übermäßige Ausdehnung d. Kassenpraxis
Zuständig: Kassenärztliche Vereinigung Einleitung: nach Maßgabe HVM von Amts wegen Entscheidung: Abrechnungsbescheid KV/Abrechng.-Bez.-St. Rechtsbehelf: Widerspruch an KV Entscheidung: Abhilfebescheid der zustg. KV-St. Widerspruchsbescheid des Vorstandes

3.2 Ersatzkassen

Für die vertragsärztliche Versorgung der Anspruchsberechtigten der Ersatzkassen gilt § 368n RVO nicht. Die Vertragspartner des Arzt/Ersatzkassenvertrages sind daher weder an die in § 368n Abs. 5 Satz 3 RVO vorgeschriebene paritätische Besetzung der Prüfinstanzen und den wechselnden Vorsitz mit Stichentscheid noch an die Verpflichtung zum Abschluß besonderer Prüfvereinbarungen gebunden. Sie können vielmehr die Zusammensetzung der Prüfeinrichtungen und das Prüfverfahren vertraglich frei gestalten, wobei aber das Wirtschaftlichkeitsgebot inhaltlich im Ersatzkassenbereich ebenso gilt wie für die gesetzlichen Krankenkassen. Auf vertraglicher Grundlage ist die Wirtschaftlichkeitsprüfung bei den Ersatzkassen sowohl in der Errichtung und

Zusammensetzung der Prüfeinrichtungen als auch in wesentlichen Teilen des Prüfverfahrens anders strukturiert als bei den RVO-Krankenkassen.

3.2.1 Prüfungsinstanzen

Nach § 14 AEKV entscheidet die *Prüfungskommission* darüber, ob die ärztliche Behandlungs- und Abrechnungsweise im einzelnen und insgesamt nach den Regeln der ärztlichen Kunst dem Erfordernis der Notwendigkeit und Wirtschaftlichkeit genügt. Auf Antrag des VdAK prüft und entscheidet die Prüfungskommission nach § 17 Abs. 1 AEKV auch darüber, ob die Arzneiverordnungsweise eines Vertragsarztes nach den Regeln der ärztlichen Kunst dem Maß des Notwendigen und dem Gebot der Wirtschaftlichkeit entspricht. Der Antrag des VdAK kann sich auch auf die Überprüfung der Verordnung von Heil- und Hilfsmitteln, die Veranlassung von Sach-, Labor- und Röntgenleistungen sowie ähnlichen Leistungen durch Dritte erstrecken oder sich auf diese beschränken. Schadenersatzansprüche wegen unerlaubter Handlung sind unbeschadet eines Regresses wegen unwirtschaftlicher Verordnungsweise nicht durch die Prüfungskommission zu beurteilen, sondern gemäß § 18 AEKV in einer Schlichtungsverhandlung zu klären. Die Überprüfung der von den Vertragsärzten eingereichten Abrechnungen auf sachlich/rechnerische Richtigkeit obliegt nach § 13 Abs. 3 AEKV der Kassenärztlichen Vereinigung und nicht der Prüfungskommission. Nach den unter 3.2.2 näher zu erörternden Auswahlrichtlinien obliegt den Prüfungskommissionen im Prüfverfahren die sachgerechte Information der Vertragsärzte bei einer Überschreitung bestimmter Vergleichswerte zur Fachgruppe.

Die Aufgaben der Prüfungskommissionen nach § 14 Abs. 1 AEKV umfassen daher:
- die Information des Arztes über eine Überschreitung von Vergleichswerten zur Fachgruppe nach Maßgabe der Auswahlrichtlinien (unten 3.2.2),
- die Beratung des Arztes hinsichtlich der Wirtschaftlichkeit seiner Behandlungs- und Verordnungsweise,
- die Beschlußfassung über Honorarabstriche bei der Festsetzung des dem Arzt zustehenden Honorars wegen unwirtschaftlicher Behandlungsweise,
- auf Antrag des VdAK die Prüfung und Entscheidung darüber, ob die Verordnungsweise des Arztes oder die Veranlassung von Auftragsleistungen dem Gebot der Wirtschaftlichkeit entspricht und die Festset-

zung entsprechender Schadenersatzansprüche bei Verstoß gegen das Wirtschaftlichkeitsgebot.
Nicht zu den Aufgaben der Prüfungskommission gehört die sachlich/rechnerische Prüfung der Abrechnung des Arztes und die Festsetzung von Schadenersatzansprüchen außerhalb der Überprüfung der Verordnungsweise und der Veranlassung von Auftragsleistungen. Insoweit unterscheidet sich die Aufgabenstellung der Prüfeinrichtungen im Ersatzkassenbereich nicht unwesentlich von der im RVO-bereich. (vgl. § 33 Abs. 2 Satz 2, Abs. 3 BMV). Im wesentlichen ist jedoch die Aufgabenstellung identisch auf die Prüfung der Wirtschaftlichkeit der Behandlungs- und Verordnungsweise der an der vertragsärztlichen Versorgung teilnehmenden Ärzte und Einrichtungen ausgerichtet.
Die Prüfungskommissionen sind anders als im RVO-Bereich nicht paritätisch mit Vertretern der Ärzte und Ersatzkassen besetzt, sondern soweit es das Beschlußorgan betrifft, ausschließlich mit Vertretern der Ärzte. Jede Prüfungskommission besteht nach § 15 Nr. 2a) AEKV aus mindestens drei, höchstens fünf Vertragsärzten (oder Ärzten, die Vertragsärzte waren), die von der Kassenärztlichen Vereinigung bestellt werden. Der Prüfungskommission gehört außerdem ein Vertreter des VdAK mit beratender Stimme an, der das Recht hat, auch bei der Beschlußfassung anwesend zu sein. Diese Zusammensetzung der Prüfungskommissionen verdeutlicht stärker als im RVO-Bereich durch die Neuregelung des § 368n Abs. 5 RVO, daß die Wirtschaftlichkeitsprüfung ebenso wie die Prüfung auf sachlich/rechnerische Richtigstellung in den Sicherstellungsauftrag der Kassenärztlichen Vereinigungen fällt und in diesem Rahmen lediglich besonderen Prüfeinrichtungen übertragen ist.
Als zweite Verwaltungsinstanz und als Pendant zu den Beschwerdeausschüssen sind nach § 15 Nr. 1 iVm Nr. 2b) AEKV Beschwerdekommissionen gebildet, die in gleicher Weise zusammengesetzt sind, wie die Prüfungskommissionen (mindestens 3, höchstens 5 Vertragsärzte, 1 Vertreter des VdAK mit beratender Stimme).
Sowohl in der Prüfungs- als auch in der Beschwerdekommission kann anstelle eines Vertragsarztes von der KV ein Mitglied bestellt werden, das nicht Vertragsarzt ist (z. B. Jurist). Mitglieder einer Prüfungskommission können einer Beschwerdekommission nicht angehören.
Jede Kommission ist beschlußfähig, wenn mindestens drei der stimmberechtigten Mitglieder anwesend sind.

3.2.2 Prüfverfahren

Das Prüfverfahren im Ersatzkassenbereich unterscheidet sich in folgenden wesentlichen Punkten vom Prüfverfahren in der kassenärztlichen Versorgung (vgl. oben 3.1.2):

a) das Verfahren vor dem Beschwerdeausschuß ist schriftlich (§ 15 Nr. 8 AEKV),
b) die Auswahl der in ein individuelles Prüfverfahren vor den Prüfungskommissionen einzubeziehenden Ärzte ist in Auswahlrichtlinien verbindlich festgelegt,
c) die Rechtsbehelfsfristen für die Einlegung von Widersprüchen gegen Prüfbescheide aus der Wirtschaftlichkeitsprüfung der Behandlungsweise sind für den Arzt und den VdAK auf zwei Monate vertraglich festgelegt (§ 15 Nr. 6 AEKV),
d) da eine Honorarverteilung nicht stattfindet (vgl. oben 1.3), kann auch keine Honorarverteilungskürzung wegen übermäßiger Ausdehnung der Kassenpraxis durchgeführt werden; die Honorarauszahlung an den Arzt erfolgt vielmehr immer nach Maßgabe der von den Vertragsärzten eingereichten und ggf. korrigierten Rechnungen (§ 13 Nr. 2 AEKV),
e) bei Streit über grundsätzliche Fragen zur Auslegung des AEKV und der EGO kann durch die Beschwerdekommission eine Stellungnahme der für die Auslegung des Vertrages und der Gebührenordnung zuständigen Arbeitsgemeinschaft der Vertragspartner nach § 19 AEKV (AG 19) eingeholt werden (§ 15 Nr. 10 AEKV).

Die Besonderheiten zu a) und b) bedürfen einer kurzen Erläuterung.
zu a)
Die Schriftlichkeit des Widerspruchsverfahrens vor der Beschwerdekommission (§ 15 Nr. 8 AEKV) hat zu Folge, daß sich die Beteiligten einschließlich der Beschwerdekommission selbst grundsätzlich schriftlich zu äußern haben, da eine mündliche Verhandlung vor der Beschwerdekommission nicht vorgesehen ist. Der von einem Prüfverfahren betroffene Arzt muß daher seinen Widerspruch *schriftlich* begründen! Die Beschwerdekommission muß ihrerseits Zweifel, die sie nach Studium der Prüfunterlagen und des schriftsätzlichen Vorbringens des Arztes bei ihrer Entscheidungsfindung am Sachverhalt hat, schriftlich oder im Rahmen einer persönlichen Anhörung an den Arzt mit der Bitte um Aufklärung herantragen (Amtsmaxime § 20 Abs. 1 und 2 SGB X!). Hat der VdAK von seinem Recht auf Widerspruch gegen Entscheidungen der Prüfungskom-

mission Gebrauch gemacht und hat die Prüfungskommission dem Widerspruch nicht abgeholfen, sondern diesen an die Beschwerdekommission zur Entscheidung abgegeben (§ 15 Nr. 6 AEKV), so muß die Beschwerdekommission, wenn sie auf Grund des Widerspruches des VdAK die Prüfentscheidung der Prüfungskommission verschärfen will, dem Arzt *vorher* Gelegenheit zur Stellungnahme geben (BSG Urt. vom 1. 3. 1979 – 6 R Ka 17/77 – USK 7942). Zwar fallen nicht unter § 24 SGB X und dem darin verankerten Recht auf rechtliches Gehör im Verwaltungsverfahren (vgl. oben 3.1.2) Honorarbescheide, mit denen die KV bei ihren Mitgliedern die Höhe der Vergütung festgesetzt, die ihnen aus ihrer Tätigkeit für die gesetzliche Krankenkassen und die Ersatzkassen zusteht. Sobald jedoch ein Kürzungsbescheid durch die Prüfungskommission ergangen ist, steht nicht nur negativ fest, welcher Teil der abgerechneten Leistungen nicht vergütungsfähig ist, sondern umgekehrt auch positiv, daß im übrigen gegen die Abrechnung Bedenken nicht bestehen und somit diese Leistungen zu vergüten sind (BSG a.a.O.). „Jede (weitere) Minderung dieses Honoraranteils zuungunsten des Arztes ist mithin ein Eingriff in seine ‚Rechte'". Daran ändert die Anfechtbarkeit des Bescheides nichts. „Nach § 24 SGB X ist somit, wenn eine Krankenkasse Widerspruch gegen einen Prüfungsbescheid erhoben hat, dem beteiligten Arzt vor einer Entscheidung der Widerspruchsstelle, die dem Widerspruch auch nur teilweise stattgibt, Gelegenheit zur Äußerung zu geben" (BSG a.a.O.). Innerhalb des schriftlichen Verfahrens kann die Beschwerdekommission die persönliche Anhörung des Vertragsarztes und das persönliche Erscheinen eines Vertreters des VdAK beschließen. Sowohl Vertragsarzt als auch VdAK können ihre persönliche Anhörung beantragen (15 Nr. 8 AEKV). Die persönliche Anhörung kann nach der Konzeption des Vertrages das schriftliche Verfahren nicht ersetzen, sondern ergänzt dieses. Die persönliche Anhörung des Arztes soll insbesondere dazu dienen, die Praxisführung durch den Arzt, soweit sie für das Prüfverfahren relevant ist, im persönlichen Gespräch aufzuklären. Nur deswegen ist auch nach § 15 Nr. 8 Ltnr. 148 eine *Vertretung* in der persönlichen Anhörung des Vertragsarztes ausgeschlossen worden, da von einem Bevollmächtigten des Arztes nicht erwartet werden kann, daß er den Arzt in der persönlichen Darstellung seiner Praxisführung ersetzen kann. Dies schließt selbstverständlich die Bevollmächtigung eines Vertreters (Rechtsanwaltes) im schriftlichen Verfahren nicht aus (vgl. § 13 SGB X) und hindert auch den Arzt nicht daran, zur persönlichen Anhörung einen Beistand mitzubringen (§ 13 SGB X).

zu b)
Die zur Auswahl von Vertragsärzten für die Einleitung des Prüfverfahrens über die Wirtschaftlichkeit ihrer Behandlungsweise und zur Information von Vertragsärzten über die Höhe ihrer Verordnungskosten beschlossenen „Auswahl-Richtlinien" sind nicht vertraglich vereinbart, sondern als Auslegungsbeschluß der AG 19 zu §§ 13 bis 15 und 17 AEKV beschlossen (Beschluß Nr. 151 AG 19 in der Fassung des Beschlusses Nr. 270, gültig ab 1. 4. 1979; vgl. zu den Auswahlrichtlinien auch BSG Urt. vom 26. 4. 1978 – 6 RKa 14/77 – BSG 46, 145).

Durch die Auswahlrichtlinien soll erreicht werden, daß nur solche Ärzte in ein individuelles Prüfverfahren durch die Prüfungskommissionen einbezogen werden, die trotz zweimaliger sachgerechter Information über die Überschreitung bestimmter Vergleichswerte der Fachgruppe auch in Folgequartalen in ihrer Honorarabrechnung auffällig bleiben. Die Information und Beratung des Arztes soll daher zunächst Vorrang vor Abstrichen an der Honoraranforderung oder vor Regressen haben.

Die Auswahlrichtlinien regeln auf dieser Grundlage im einzelnen:

a) Die durch die Kassenärztlichen Vereinigungen gegenüber den Vertragskassen als Grundlage für die Überprüfung der Leistungspflicht und die Durchführung der Wirtschaftlichkeitsprüfung zu erbringenden Einzel- und Gesamtleistungsnachweise je Arzt und Fachgruppe, aufgegliedert in bestimmte Leistungsgruppen sowie die dem VdAK zu übermittelnden Statistiken (Leistungsgruppenübersicht je Arzt und Fachgruppe sowie Gebührennummernübersicht je Arzt und Fachgruppe).

b) Die Kriterien für die Auswahl zur Prüfung der Wirtschaftlichkeit der Behandlungsweise im wesentlichen ausgerichtet an prozentualen Überschreitungen des Fachgruppendurchschnitts (Gruppenfallwert) bezogen auf den Gesamtfallwert und den Fallwert einzelner Leistungsgruppen sowie einer erheblichen Überschreitung des Fachgruppendurchschnitts bei einzelnen Leistungen; die Kassenärztliche Vereinigung kann auch aus anderen Gründen eine Honorarabrechnung in die Prüfung einbeziehen, wenn sie es für notwendig ansieht.

c) Die Information des Vertragsarztes über die festgestellte Überschreitung des Gruppenfallwertes. Honorarabstriche werden in der Prüfungskommission erst beschlossen, wenn der betroffene Vertragsarzt über die Höhe des Gruppenfallwertes insgesamt, der einzelnen Leistungsgruppen bzw. der einzelnen Leistung ausreichend informiert war und dennoch keine Änderung seiner Behandlungsweise eingetreten ist.

Zuständigkeiten der Prüfinstanzen und Prüfverfahren

Jede zweite Information ist als ausreichend anzusehen, um Prüfmaßnahmen nach § 14 AEKV auszulösen. Dabei spielt es keine Rolle, ob sich diese Informationen auf diejenigen Leistungssparten bzw. Leistungen beziehen, wegen der für ein Folgequartal Prüfmaßnahmen anstehen.

Die Information muß auch nicht für die unmittelbar einem Prüfquartal vorausgegangenen Quartalen erteilt worden sein; es genügt eine wiederholte Information „in den der Prüfung voraufgegangenen Quartalen". Steht die Quartalsabrechnung eines Vertragsarztes in einem offensichtlichen Mißverhältnis zu den Durchschnittswerten seiner Fachgruppe (dazu unten 4), so kann die Prüfungskommission auch ohne vorherige Information Honorarkürzungen beschließen; krasse Überschreitungen des Fachgruppendurchschnitts sollen daher nicht durch die zur Beratung des Arztes gedachte Informationspflicht gedeckt werden.

d) Die schriftlichen Information des Vertragsarztes bzw. seine persönliche Anhörung bei einer Überschreitung des Gruppenfallwertes der Verordnungskosten um mehr als 40 % bzw. um mehr als 70 %. Wirkt diese Information als Regulativ in Richtung auf eine Einschränkung der Verordnungskosten, so wird der VdAK-Ortsausschuß von Prüfanträgen wegen unwirtschaftlicher Verordnungsweise nach § 17 Nr. 1 AEKV absehen. Steht allerdings die Verordnungsweise eines Vertragsarztes in einem offensichtlichen Mißverhältnis zu den Verordnungen seiner Fachgruppe, so kann die Prüfungskommission auf Antrag des VdAK auch ohne vorherige Information einen Regreß gegen den Vertragsarzt beschließen.

Das Recht, Prüfanträge wegen Unwirtschaftlichkeit im Einzelfall zu stellen, bleibt unberührt. Derartige Prüfanträge können, bei einer Überschreitung des Arzneimittelhöchstbetrages nach erfolglos gebliebener Information über die Ursachen der Überschreitung (Frühwarnsystem – vgl. oben 2.3), eine Rolle spielen.

Für diejenigen Vertragsärzte, die nach Maßgabe der in den Grundzügen vorstehend skizzierten Auswahlrichtlinien (vgl. im Einzelnen Anhang) in ein Prüfverfahren wegen Unwirtschaftlichkeit der Behandlungs- und Verordnungsweise einbezogen werden, richtet sich die Durchführung dieses Verfahrens nach den §§ 14, 15, 17 AEKV. Die verschiedenen Prüfstufen im Ersatzkassenbereich sind in entsprechender Weise wie für den RVO-Bereich, in der folgenden Skizze zusammengefaßt:

Prüfstufe 1

sachlich/rechnerische Richtigstellung	
Zuständig:	KV (Abrg.-Bez.-Stelle)
Einleitung:	von Amts wegen/Antrag VdAK
Entscheidung:	Abrechnungsbescheid
	Einholung Entscheidung AG 19
Rechtsbehelf:	Widerspruch an KV (Frist 1 Monat)
Entscheidung:	Abhilfebescheid der zustg. KV-St.
	Widerspruchsbescheid des Vorstands

Prüfstufe 2

Wirtschaftlichkeitsprüfung der Behandlungsweise	
Zuständig:	Prüfungskommission
Einleitung:	siehe Auswahlverfahren
Entscheidung:	a) Information grs. zweimalig
	b) Prüfbescheid
Rechtsbehelf bei b):	Widerspruch an Prfg.K. (Frist 2 Monate)
Entscheidung:	Abhilfebescheid Prfg.K.
	Widerspruchsbeschd. Beschw.K.

Prüfstufe 3

Wirtschaftlichkeitsprüfung der Verordnungswesen	
Zuständig:	Prüfungskommission
Einleitung:	siehe Auswahlrichtlinien
Entscheidung:	a) Information grs. zweimalig
	b) Prüfbescheid
Rechtsbehelf bei b):	Widerspruch an Prfg.K. (Frist 1 Monat)
Entscheidung:	Abhilfebescheid Prfg.K.
	Widerspruchsbescheid Beschw.K.

4. Prüfung der Wirtschaftlichkeit der Behandlungsweise

Nachdem vorstehend unter 3. das jeweilige im RVO- und Ersatzkassenbereich geltende Verfahren für die Durchführung der Prüfung der Honorarabrechnung sowie der Prüfung der Verordnungsweise dargestellt worden ist, sollen im folgenden die Kriterien für die Durchführung der Wirtschaftlichkeitsprüfung und die Festsetzung eines Honorarabstriches bzw. eines Regresses wegen unwirtschaftlicher Verordnungsweise dargestellt werden.

Dabei wird schwergewichtig auf die hierzu ergangene Rechtsprechung des Bundessozialgerichts abgestellt, da diese Rechtsprechung erfahrungsgemäß zu einer Vereinheitlichung der Spruchpraxis der Sozial- und Landessozialgerichte im Bundesgebiet führt. Die in großer Zahl ergangenen Entscheidungen der Sozialgerichte und Landessozialgerichte zur Anwendung des Wirtschaftlichkeitsgebotes in Einzelfällen werden bewußt in diese Darstellung nur dann einbezogen, wenn sie eine Frage grundsätzlicher Bedeutung behandeln, die bisher durch die Rechtsprechung des Bundessozialgerichts nicht entschieden worden ist (vgl. zur Rechtsprechung insgesamt Heinemann-Liebold Anm. 3 zu § 368e RVO).

4.1 Grundzüge der Rechtsprechung

Das Bundessozialgericht hat sich in seiner Rechtsprechung zur Wirtschaftlichkeitsprüfung frühzeitig mit der Frage des Verhältnisses zwischen einer Honorarprüfung anhand einzelner Behandlungsfälle und einer Prüfung anhand von statistischen Vergleichszahlen befaßt.

Dabei wird schon in der ersten grundsätzlichen Entscheidung zur Wirtschaftlichkeitsprüfung (Urteil vom 27. 11. 1959 – 6 R Ka 4/58 – BSG 11,102ff) darauf hingewiesen, daß eine Einzelfallprüfung nicht in allen Fällen möglich, sondern im Gegenteil nur in vergleichsweise seltenen Fällen praktisch durchführbar ist.

Dies gilt insbesondere dann, wenn die Tatsachen, die für eine zutreffende Beurteilung der Notwendigkeit und Wirtschaftlichkeit einzelner Behandlungsmaßnahmen erforderlich sind, nicht hinreichend geklärt werden können oder wenn eine vollständige Aufklärung mit Schwierigkeiten verbunden ist, die zu der Bedeutung des streitigen Teils der (Honorar-) Forderung in keinem Verhältnis stehen (§ 287 Abs. 2 ZPO) (BSG 11,102ff, 113/114).

In solchen Fällen ist es nach der zitierten Entscheidung des BSG zulässig, die Behandlungsweise des Arztes (Zahnarztes) im ganzen auf ihre

Wirtschaftlichkeit hin zu prüfen und einen lediglich nach Art und Zahl der Leistungen oder nach dem Umfang der Behandlungskosten abgegrenzten Teil der ärztlichen Tätigkeit als „nicht notwendig" oder „unwirtschaftlich" von der Gebührenberechnung abzusetzen. „Der Vergleichstatbestand kann dabei der eigenen Praxis des zu prüfenden Arztes entnommen werden, in dem entweder die Behandlungstätigkeit für eine Krankenkasse derjenigen für eine andere gegenübergestellt oder der Umfang der Behandlungstätigkeit in verschiedenen Abrechnungszeiträumen verglichen wird. Als Maßstab für die Wirtschaftlichkeit der Behandlungsweise eines Arztes können auch die von anderen Ärzten abgerechneten Leistungen dienen, wobei der Vergleich sich entweder auf einzelne gleichartige Praxen beschränken oder auf die durchschnittlichen Fallwerte einer größeren Anzahl u. U. aller Ärzte eines Wirtschafts- oder Abrechnungsgebietes erstrecken kann. Werden der Prüfung solche statistisch ermittelten Durchschnittswerte zugrunde gelegt, so ist zu beachten, daß in diesen Werten die Besonderheiten der einzelnen Praxen, z.B. ihrer Größe, örtliche Lage, apparative Ausstattung, Zusammensetzung des Krankengutes usf., nicht oder nur ungenügend zum Ausdruck kommen" (BSG 11, 102ff, 114/115).

Das BSG hat auf dieser Grundlage bereits zum damaligen Zeitpunkt eine schematische Anwendung von Richtzahlen abgelehnt und eine Berücksichtigung der individuellen Besonderheiten der jeweils zu prüfenden Praxis, d. h. eine „individuelle Prüfung" verlangt. Dabei tragen aber die Prüfungsinstanzen nicht die alleinige Verantwortung für die Aufklärung aller insoweit in Betracht kommenden „individuellen" Umstände. Vielmehr obliegt dem Arzt eine Mitwirkungspflicht mit der Folge, daß die Verantwortung für die Aufklärung der für die Honorarprüfung maßgebenden Umstände zwischen den Prüforganen und dem zu prüfenden Arzt geteilt ist. Die Prüfungsorgane haben danach diejenigen Praxisbesonderheiten zu berücksichtigen, die sich bereits aus den ihnen vorliegenden Abrechnungsunterlagen ergeben oder ihnen sonst bekannt sind. Im übrigen muß jedoch der Arzt im Rahmen der ihm obliegenden Aufklärungspflicht Tatsachen vortragen, die in seinem Falle eine Abweichung von den Vergleichszahlen rechtfertigen. Tut er dies nicht, so können die Prüfinstanzen in der Regel davon ausgehen, daß solche Besonderheiten bei ihm nicht vorliegen (BSG 11, 102ff, 116).

Aus dieser ersten Grundsatzentscheidung des Bundessozialgerichts zum Prüfwesen ergibt sich bereits, daß

a) die Durchführung der Honorarprüfung auf Wirtschaftlichkeit ausschließlich anhand einer Einzelfallprüfung zwar möglich und zum Teil auch geboten ist, jedoch nur in seltenen Fällen praktisch durchführbar sein dürfte,
b) soweit eine Einzelfallprüfung nicht praktikabel ist, die Behandlungsweise eines Arztes auch im ganzen auf ihre Wirtschaftlichkeit hin anhand von Vergleichszahlen prüfbar ist,
c) der Vergleichstatbestand für die Durchführung einer solchen statistischen Vergleichsprüfung sowohl der eigenen Praxis des zu prüfenden Arztes (Vergleich mit Vorquartalen) entnommen werden kann, als auch einem Vergleich mit den von anderen Ärzten abgerechneten Leistungen,
d) die Durchführung einer Vergleichsprüfung das Erfordernis einer Berücksichtigung individueller Umstände der einzelnen Praxis nicht ausschließt,
e) derartige individuelle Umstände von Amts wegen zu berücksichtigen sind, soweit sie sich aus den Abrechnungsunterlagen ergeben oder die Prüfungsorgane auf andere Weise Kenntnis hiervon erlangt haben,
f) dem Arzt eine Mitwirkungspflicht hinsichtlich der Aufklärung des Sachverhalts, insbesondere im Hinblick auf derartige individuelle Umstände trifft und die Prüfungsinstanzen daher davon ausgehen können, daß solche Besonderheiten nicht vorliegen, wenn sie weder aus den Abrechnungsunterlagen noch aus sonstigen Umständen erkennbar sind und der Arzt es unterläßt, Tatsachen vorzutragen, die in seinem Falle eine Abweichung von den Vergleichszahlen rechtfertigen.

Durch Urteil vom 29. 5. 1962 (— 6 RKa 24/59 — BSG 17, 79 —) sind die Anforderungen an eine statistische Vergleichsprüfung weiter differenziert worden. Dabei hat das Bundessozialgericht erneut betont, daß, abgesehen von den vergleichsweise seltenen und weniger bedeutsamen Fällen, in denen eine Einzelfallprüfung praktisch durchführbar ist, es für den Nachweis der unwirtschaftlichen Behandlung nicht einer solchen Einzelfallprüfung bedarf, wenn diese nicht durchführbar ist oder unverhältnismäßige Schwierigkeiten oder Aufwendungen verursachen würde.

Unter dem Gesichtspunkt einer möglichst „individuellen" Prüfung hat das Bundessozialgericht des weiteren die Aufstellung verfeinerter Vergleichswerte gefordert: „Allerdings muß auch eine auf vergleichender Betrachtung beruhende Prüfung" individuell „in dem Sinne sein, daß durch eine zweckentsprechende Auswahl der Vergleichstatbestände den

Besonderheiten der Praxis des zu überprüfenden Arztes Rechnung getragen wird."
Damit ergibt sich bereits aus dieser relativ frühen Entscheidung des Bundessozialgerichts, daß Praxisbesonderheiten im Rahmen einer statistischen Vergleichsprüfung in zweierlei Weise berücksichtigt werden können:

1. In Form der Bildung verfeinerter Vergleichsmaßstäbe unter der Voraussetzung, daß eine ausreichende Zahl von Ärzten mit einer gleichartigen Praxisbesonderheit als statistische Vergleichsgrundlage zur Verfügung stehen oder
2. außerhalb der statistischen Vergleichsbetrachtung durch die Darlegung individueller Praxisbesonderheiten durch den Arzt und eine entsprechende Überprüfung durch die Prüforgane der Kassenärztlichen Vereinigung.

Das Bundessozialgericht hat sich darüber hinaus in dieser Entscheidung erstmalig mit der Frage befaßt, unter welchen Voraussetzungen bei einer Überschreitung der Vergleichswerte in einer einzelnen Leistungsgruppe Einsparungen in einer anderen Leistungsgruppe bei der Gesamtabwägung der Wirtschaftlichkeit der Behandlungsweise des Kassenarztes mit in Rechnung zu stellen sind: „Ein solcher Ausgleich des mit einer bestimmten Behandlungsweise verbundenen höheren Aufwandes durch einen Minderaufwand bei anderen Leistungen setzt aber voraus, daß der Mehraufwand ursächlich für die Ersparnisse auf der anderen Seite ist. Irrig ist die Annahme des Klägers, eine ‚ganzheitliche' Beurteilung der Wirtschaftlichkeit der Behandlungsweise eines Kassenarztes sei in dem Sinne möglich, daß jedem Kassenarzt ein bestimmter Durchschnittswert für erbringbare Leistungen — unter Einschluß der Fremdleistungen — je Behandlungsfall ‚zur Verfügung stehe' und daß das Gebot der Wirtschaftlichkeit jedenfalls dann nicht verletzt sei, wenn der Kassenarzt nur insgesamt mit seinen Leistungen in einem Abrechnungszeitraum diesen Durchschnittswert nicht überschritten habe.
Diese Betrachtungsweise übersieht, daß der Minderaufwand bei bestimmten Leistungsgruppen auf Gründen beruhen kann, die von der besonderen Art der Behandlungsweise des Arztes unabhängig sind."
„Entgegen der Meinung der Revision besteht auch keine Vermutung, daß ein solcher ursächlicher Zusammenhang besteht, was zur Folge hätte, daß die Prüfungsinstanzen durch Gegenbeweise diese Vermutung ausräumen müßten. Die Ersparnisse bei bestimmten Leistungsgruppen können so

vielfältige Ursachen haben, daß es eine unzulässige Vereinfachung wäre, wenn sie unterschiedslos in erster Linie auf eine bestimmte Behandlungsweise zurückgeführt würden. Vielmehr gilt in dieser Hinsicht, was der Senat bereits über die Verpflichtung des überprüften Arztes zur Mitwirkung an der Aufklärung der Umstände zum Ausdruck gebracht hat, die geeignet sind, den aus der statistischen Vergleichsbetrachtung herrührenden ersten Anschein der Unwirtschaftlichkeit der Behandlungsweise zu widerlegen" (BSG 17, 79ff, 87).

Nach der Rechtsprechung des Bundessozialgerichts ist es daher zwar zulässig, gegenüber dem als unwirtschaftlich anerkannten Mehraufwand in einer einzelnen Leistungsgruppe auf einen Minderaufwand in einer anderen Leistungsgruppe dann zu verweisen, wenn die Ursächlichkeit zwischen Mehraufwand einerseits und Minderaufwand andererseits nachgewiesen ist. Dieser Nachweis obliegt jedoch primär dem betroffenen Arzt. Er muß substantiiert darlegen, in welchen Bereichen er kompensationsfähige Ersparnisse erzielt hat, und zwar in einem Ausmaß, daß ein Ausgleich zwischen Mehr- und Minderaufwand hergestellt ist (BSG a.a.O.).

In der Entscheidung des Bundessozialgerichts vom 15. 5. 1963 (— 6 R Ka 21/60 — BSG 19, 123) wird schließlich der Ausgangspunkt für die in der Folgerechtsprechung bis heute gehandhabte Dreistufigkeit der Prüfweise gelegt, indem bei einer Überschreitung des Fachgruppendurchschnitts der Verordnungskosten für Arzneimittel, die noch kein „offensichtliches Mißverhältnis" begründet, gefordert wird, daß sich die Prüfinstanzen nicht mit einer vergleichsweisen Betrachtung unter Berücksichtigung etwaiger individueller Praxisbesonderheiten begnügen, sondern zumindest anhand einer die Verordnungsweise genügend beleuchtenden Zahl von Beispielen den Nachweis der unwirtschaftlichen Verordnungsweise führen.

Es gibt daher

— die Prüfung der wirtschaftlichen Verordnungsweise anhand der vom Arzt im einzelnen abgerechneten Leistungen (Einzelfallprüfung),
— bei einer Überschreitung des Fachgruppendurchschnittes, die aber noch kein offensichtliches Mißverhältnis zur Fachgruppe beinhaltet, die Prüfung der Wirtschaftlichkeit anhand einer die Verordnungs- bzw. Behandlungsweise des Arztes genügend beleuchtenden Zahl von Beispielsfällen (beispielhafte Einzelfallprüfung bei erheblicher Überschreitung des Fachgruppendurchschnittes),

— bei Vorliegen eines offensichtlichen Mißverhältnisses der Honoraranforderung des Arztes zu der Vergleichsgruppe die Möglichkeit der Festsetzung eines Honorarabstrichs oder Regresses ohne jede Einzelfallprüfung, es sei denn, der Arzt hat gegenüber den Prüfeinrichtungen Praxisbesonderheiten nachgewiesen, welche die Überschreitung rechtfertigen, oder er hat bei Vorliegen eines offensichtlichen Mißverhältnisses seiner Honoraranforderungen gegenüber der Vergleichsgruppe in einer bestimmten Leistungssparte nachgewiesen, daß der in dieser Leistungssparte verursachte Mehraufwand ursächlich ausgeglichen wurde durch einen entsprechenden Minderaufwand in einer anderen Leistungssparte (statistische Vergleichsprüfung bei offensichtlichem Mißverhältnis).

Die vorstehend dargelegten Grundsätze der Rechtsprechung des 6. Senats des Bundessozialgerichts sind in der Folgerechtsprechung beibehalten, jedoch in einigen Punkten weiterentwickelt worden:

a) In seinem Urteil vom 3. 7. 1974 — 6 R Ka 29/73 — (SozR 2200 § 368 n RVO Nr. 3) betont das Bundessozialgericht, daß eine Überschreitung des Fachgruppendurchschnitts um ein Vielfaches den Anschein der Unwirtschaftlichkeit begründet, der durch den Arzt nicht nur „erschüttert", sondern durch eine substantiierte Darlegung von Praxisbesonderheiten bzw. kausal verursachte Einsparungen in anderen Bereichen „widerlegt" werden muß.
Nach Auffassung des Bundessozialgerichts kommt den Mittelwerten, wenn sie nach den Methoden der statistischen Wissenschaft richtig ermittelt worden sind, eine richtungsweisende Wirkung zu. Dabei geht das Bundessozialgericht davon aus, daß die überwiegende Mehrheit der in Betracht kommenden Kassenärzte wirtschaftlich handelt, und somit eine erhebliche Überschreitung des Fachgruppendurchschnitts die Vermutung der Unwirtschaftlichkeit in sich bergen muß. Dem nach den Methoden der statistischen Wissenschaft festgestellten Mittelwert — gegliedert nach Fachbereichen und sonstigen Merkmalen — kommt somit eine gewisse normative Wirkung zu, die sich insbesondere in Zweifelsfällen auswirkt.

b) Nach dem Urteil des Bundessozialgerichts vom 26. 4. 1978 — 6 R KA 10/77 — BSG 46, 136ff, 138) sind für die Prüfung der Wirtschaftlichkeit der Behandlungs- und Verordnungsweise zwei Verfahrensabschnitte zu unterscheiden:

Prüfung der Wirtschaftlichkeit der Behandlungsweise

„Zunächst ist zu prüfen, ob überhaupt – dem Grunde nach – eine Unwirtschaftlichkeit der Behandlungs- oder Verordnungsweise vorliegt. Ist dies der Fall, so ist in einem zweiten Schritt der Umfang der unwirtschaftlichen Mehrkosten zu bestimmen. Nur bei der ersten Fragestellung kommt es darauf an, welcher Art die Überschreitung der Durchschnittswerte durch den Kassenarzt ist, ob sie sich noch im normalen Streubereich bewegt, ob sie schon die genannte Übergangszone betrifft oder ob sie so offensichtlich ist, daß es zu ihrer Feststellung keiner weiteren Beweise bedarf. Je nachdem, welcher Sachverhalt vorliegt, sind die Voraussetzungen für eine Feststellung der Unwirtschaftlichkeit – Prüfung nach Einzelfällen, Anführung von Beispielen oder allein ein Kostenvergleich – verschieden."

Für die weitere Frage, welchen Umfang die unwirtschaftlichen Mehrkosten erreichen, hat es nach Auffassung des Bundessozialgerichts keine Bedeutung mehr, unter welchen Voraussetzungen die Feststellung der Unwirtschaftlichkeit dem Grunde nach getroffen worden ist.

Dies gilt insbesondere im Falle der Annahme eines offensichtlichen Mißverhältnisses. In einem solchen Falle muß der Umfang des unwirtschaftlichen Mehraufwandes stets geschätzt werden, „wobei sich die Schätzung auch auf einen Bereich erstrecken kann, der unterhalb der Grenze der offensichtlichen Unwirtschaftlichkeit liegt und die Zone der normalen Streuung jedenfalls noch nicht erfaßt".

Die Prüfinstanzen sollen zwar nicht daran gehindert werden, im Rahmen des ihnen zustehenden Ermessens ihre Schätzung mit Beispielen aus der Behandlungs- oder Verordnungsweise des Arztes zu belegen, was vor allem dann zweckmäßig sein könne, wenn die Behandlungs- oder Verordnungskosten die Grenzen des offensichtlichen Mißverhältnisses nur unwesentlich überschreiten. „Auch in einem solchen Falle muß indessen die Unwirtschaftlichkeit nicht mit Beispielen begründet werden; es ist auch nicht erforderlich, ihr genaues Ausmaß festzustellen, was im übrigen für die Prüfungsinstanzen, soweit überhaupt möglich, in der Regel mit unverhältnismäßigen Schwierigkeiten verbunden wäre."

c) Das vorstehend in seinen Grundzügen zitierte Urteil des Bundessozialgerichts vom 26.4.1978 – 6 R Ka 10/77 – ist in einer Entscheidung vom gleichen Tage (Urteil vom 26.4.1978 – 6 R Ka 14/77 – BSG 46, 145ff, 150) insoweit relativiert worden, als es das erste bzw. die ersten Abrechnungsquartale eines Kassenarztes betrifft. Danach gehört zu den Praxisbesonderheiten, die bei der Wirtschaftlichkeitsprüfung zu Gunsten des Arztes zu berücksichtigen sind, auch der Umstand, daß der Arzt neu zur Kassenpraxis zugelassen oder an der vertragsärztlichen Versorgung beteiligt worden ist.

Dieser Umstand entlastet ihn zwar nicht, soweit seine Behandlungsweise offensichtlich unwirtschaftlich war (vgl. die Auswahlrichtlinien für die Einleitung des Prüfverfahrens nach dem Ersatzkassenvertrag — oben 3.2.2). Der Mehraufwand eines „uninformierten" Arztes zu Beginn seiner Tätigkeit, insbesondere während des ersten Abrechnungsquartals, beruht jedoch nach Auffassung des Bundessozialgerichts in dieser Entscheidung insoweit auf einer anzuerkennenden Praxisbesonderheit, als er die Grenze eines offensichtlichen Mißverhältnisses zum Fachgruppendurchschnitt nicht überschreitet (BSG 46, 145 ff, 150).

Das Vorliegen eines offensichtlichen Mißverhältnisses im ersten Abrechnungsquartal — u. U. auch in dem unmittelbar darauffolgenden Quartal — berechtigt nach dieser Entscheidung zwar zu einem Honorarabstrich bzw. zu einem Regreß; die obere Grenze für die Festsetzung des Schadensbetrages ist jedoch in solchen Fällen die Grenze eines offensichtlichen Mißverhältnisses zum Fachgruppendurchschnitt.

d) Das Bundessozialgericht hat es stets abgelehnt, die eingangs aufgezeigten drei Prüfungsstufen (Einzelfallprüfung, beispielhafte Einzelfallprüfung, Kostenvergleich bei offensichtlichem Mißverhältnis) durch die Angabe fester Prozentsätze für die jeweiligen Übergänge von einem zum anderen Bereich zu konkretisieren und damit allerdings auch schematisch festzulegen.

Auf Grund seiner Rechtsprechung kann lediglich davon ausgegangen werden, daß ein offensichtliches Mißverhältnis jedenfalls bei einer Überschreitung des Fachgruppendurchschnitts um mehr als 100 % vorliegt, jedoch bei einer Überschreitung bis zu 40 %, es sei denn es lägen besondere Umstände vor, in der Regel nicht vorliegt (vgl. z. B. BSG 46, 136 ff, 140; 19, 123 ff, 128).

Das Bundessozialgericht hat auch, anders als einige Landessozialgerichte, bisher nicht zu der Frage Stellung genommen, nach welcher wissenschaftlichen Methode der maßgebende Durchschnittswert der Fachgruppe und die darauf basierende Zone der normalen Streuung zu berechnen ist. In mehreren Urteilen wird lediglich festgestellt, daß um die (aus höheren und niedrigeren Einzelwerten ermittelten) Durchschnittswerte ein gewisser Streubereich liegen muß, innerhalb dessen für die Annahme einer unwirtschaftlichen Behandlungs- oder Verordnungsweise in der Regel, d. h. vorbehaltlich der Feststellung eines unwirtschaftlichen Verhaltens im Einzelfall, kein Raum ist (vgl. BSG 19, 123 ff, 128; 46, 136 ff, 138).

Wie dieser Bereich einer „angemessenen" Streuung mit entsprechenden Abweichungen von den Durchschnittswerten näher abzugrenzen ist, läßt der Senat jedoch in all diesen Entscheidungen offen. Gefordert wird lediglich eine Festsetzung des Durchschnittes nach anerkannt wissenschaftlichen Methoden (BSG SozR 2200 § 368 n RVO Nr. 3).

e) Bestehen ernstzunehmende Meinungsverschiedenheiten über die medizinische Erforderlichkeit bestimmter Untersuchungen, so dürfen die Prüfeinrichtungen nicht allein von den Durchschnittswerten der jeweiligen Vergleichsgruppe des Arztes ausgehen; sie müssen vielmehr solche Meinungsverschiedenheiten abklären und ihre Auffassung dazu in nachprüfbarer Weise begründen (BSG Urteil vom 1. 3. 1979 – 6 R Ka 4/78 – USK 7939 – vgl. zu diesem Urteil auch oben 2.1).

f) Soweit es die zur Berechnung von Mittelwerten erforderliche Bildung von Vergleichsgruppen betrifft, hat das Bundessozialgericht in einem Urteil vom 15. 4. 1980 – 6 R Ka 5/79 – (SozR 2200 § 368 e Nr. 4, USK 8072, DÄ 1980, 2709) folgende Leitsätze aufgestellt:

Die Bildung einer gegenüber dem Fachgebiet des Arztes nach der Weiterbildungsordnung engeren Vergleichsgruppe kann zweckmäßig sein, wenn sie eine hinreichend große Anzahl von Ärzten umfaßt, die sich durch eine wissenschaftlich anerkannte Behandlungsmethode in erheblicher Weise von Ärzten mit anderen Behandlungsarten unterscheiden. Diese Voraussetzung kann dann als erfüllt angesehen werden, wenn die besondere Behandlungsmethode nach ärztlichem Berufsrecht zum Führen einer Zusatzbezeichnung berechtigt, die nach Erfüllen spezieller Qualifikation verliehen wird. Daraus folgt jedoch nicht, daß jede Behandlungsrichtung die Bildung einer engeren Vergleichsgruppe erfordert; wesentlich für die Rechtmäßigkeit einer vergleichenden Bewertung ist lediglich, daß eine besondere – medizinisch anerkannte – Behandlungsweise eines Arztes bei der Wirtschaftlichkeitsprüfung als seine Praxisbesonderheit berücksichtigt wird.

Auf der Grundlage der vorstehend nur in den Grundzügen darstellbaren Rechtsprechung des Bundessozialgerichts zur Wirtschaftlichkeitsprüfung ist zu den drei Prüfstufen im einzelnen folgendes festzustellen:

4.2 Einzelprüfung der abgerechneten Leistungen

„Jede Durchschnittsbetrachtung muß eine angemessene Streuung und demgemäß eine angemessene Abweichung nach oben als noch zulässig gelten lassen. Erst außerhalb dieser Grenzen kann überhaupt von einer Überschreitung im Sinne der Abweichung von der Norm gesprochen werden" (BSG 19, 123ff, 128).
Innerhalb dieser „angemessenen" Streuung ist, vorbehaltlich der Feststellung eines unwirtschaftlichen Verhaltens im Einzelfall, für eine statistische Vergleichsprüfung kein Raum (BSG 46, 136ff, 138). Innerhalb dieser „angemessenen" bzw. „normalen Streubreite" kann somit eine Honorarkürzung bzw. ein Arzneiregreß nur auf Grund einer Einzelfallprüfung ausgesprochen werden. Eine irgendwie geartete Vergleichsbetrachtung ist in diesem Bereich somit nicht zulässig. Allerdings muß beachtet werden, daß die Vergleichsbetrachtung nicht nur bei einer wesentlichen, d. h. über die normale Streubreite hinausgehenden Überschreitung des Fachgruppendurchschnitts, in der Gesamthonoraranforderung zulässig ist, sondern auch bei einer entsprechenden Überschreitung in bestimmten Leistungsgruppen, wobei allerdings insoweit meistens höhere Überschreitungssätze gefordert werden.
Innerhalb der einzelnen Leistungsgruppen (z. B. Sonderleistungen, Beratungen, Hausbesuche, Laborleistungen) sollte jedoch eine Vergleichsbetrachtung, bezogen auf die einzelnen abgerechneten Gebührenpositionen, nicht mehr stattfinden. Liegt ein Arzt nur mit einer in seiner Honoraranforderung enthaltenen Leistungsposition wesentlich über dem Fachgruppendurchschnitts, in der Gesamthonoraranforderung zulässig ist, sondern Einzelfallprüfung erfolgen, um die Ursache dieser Überschreitung festzustellen, und zwar auch dann, wenn die Überschreitung in dieser einzelnen Leistungsposition ausschließliche Ursache für die Überschreitung des Fachgruppendurchschnitts in der zugehörigen Leistungsgruppe ist.
Oftmals stellt sich bei der Wirtschaftlichkeitsprüfung bezogen auf derartige Überschreitungen bei einzelnen Leistungspositionen heraus, daß der Arzt die Gebührenordnung falsch angewandt hat (z. B. bei der Berechnung einer Beratung außerhalb der Sprechstunde, wenn zwar die formale Sprechstundenzeit abgelaufen ist, tatsächlich diese Sprechstunde jedoch noch andauert).
Bei der reinen Einzelfallprüfung muß dem Arzt anhand des einzelnen Behandlungsfalles bzw. anhand der in diesem Behandlungsfall von ihm im Einzelnen abgerechneten Leistungspositionen die Unwirtschaftlichkeit

Prüfung der Wirtschaftlichkeit der Behandlungsweise

seines Verhaltens nachgewiesen werden. Nur in dem Umfang, in dem dies geschehen ist, kann auch ein Abstrich von der Honoraranforderung bzw. ein Regreß durch die Prüfeinrichtungen beschlossen werden.
Eine irgendwie geartete Schätzung der Unwirtschaftlichkeit ist in diesem Bereich grundsätzlich nicht zulässig.
Im Prüfbescheid muß dem Arzt dargelegt werden, aus welchem Grunde die in Betracht kommenden Leistungspositionen ganz oder teilweise gestrichen werden bzw. – was auch im Einzelfall möglich ist – in andere dem Wirtschaftlichkeitsgebot entsprechende Leistungspositionen umgewandelt werden. Eine solche Umwandlung setzt allerdings voraus, daß der Arzt auch den Inhalt der anderen Position erfüllt hat, z. B. weil diese Position als ein Minus in der von ihm auf Grund des Wirtschaftlichkeitsgebotes ungerechtfertigt abgerechneten Position enthalten ist.

Im Bereich der normalen Streubreite des Fachgruppendurchschnitts ist somit eine statistische Vergleichsprüfung nicht zulässig. Dies gilt in jedem Falle auch für eine statistische Vergleichsbetrachtung innerhalb einer Leistungsgruppe, wobei allerdings insoweit höhere Überschreitungszahlen als Voraussetzung für die Einleitung von Wirtschaftlichkeitsprüfmaßnahmen gehandhabt werden sollten (vgl. Auswahlrichtlinien, Ersatzkassenvertrag).
Die Feststellung einer Unwirtschaftlichkeit und die Schließung eines Honorarabstrichs bzw. eines Regresses ist in diesen Fällen nur möglich bei Nachweis der Unwirtschaftlichkeit im Einzelfall; Vergleichskürzungen oder Schätzungen von Unwirtschaftlichkeit sind in diesem Rahmen daher grundsätzlich unzulässig.
Die Durchführung einer reinen Einzelfallprüfung auch jenseits der normalen Streubreite steht im Ermessen der Prüfeinrichtung, wobei allerdings die von der Rechtsprechung aufgezeigten Grenzen für die Möglichkeit einer solchen Einzelfallprüfung in der Regel auch den Prüfeinrichtungen selbst die Durchführung einer Einzelfallprüfung unmöglich machen oder zumindest erheblich erschweren.
Entsprechend dem vorstehend Gesagten kann der Prüfbescheid bei einer reinen Einzelfallprüfung nicht auf eine pauschale Kürzung der Honoraranforderungen oder einen pauschalen Regreß der Verordnungskosten lauten; er muß vielmehr gezielt auf die Abstriche bestimmter Leistungspositionen bzw. Erstattung bestimmter Verordnungskosten ausgerichtet sein, die allerdings in der tatsächlich festgestellten Höhe in einem prozentualen Abstrich oder Regreß umgerechnet werden können.

4.3 Beispielhafte Einzelprüfung bei erheblicher Überschreitung des Fachgruppendurchschnittes

„Zwischen dem Bereich einer normalen Streuung und dem einer offensichtlichen Unwirtschaftlichkeit liegt eine Übergangszone, die — wäre z. B. eine Abweichung von den Durchschnittswerten bis zu 20% als normal anzusehen — von hier bis zur Grenze der offensichtlichen Unwirtschaftlichkeit reicht. Liegen die Behandlungs- oder Verordnungskosten des Kassenarztes in dieser Übergangszone, so braucht zur Feststellung eines unwirtschaftlichen Verhaltens nicht, wie im Bereich der normalen Streuung, eine Prüfung nach Einzelfällen stattzufinden, andererseits darf allein aus der Überschreitung der Durchschnittswerte noch nicht, wie im Falle eines offensichtlichen Mißverhältnisses, ohne weiteres auf Unwirtschaftlichkeit geschlossen werden. Erforderlich, aber im allgemeinen auch ausreichend, ist vielmehr, daß die Unwirtschaftlichkeit anhand einer die Behandlungs- oder Verordnungsweise des Kassenarztes genügend beleuchtenden Zahl von Beispielen nachgewiesen wird" (BSG 46, 136ff, 138).

Das zitierte Urteil des Bundessozialgerichts zeigt, daß Art und Weise der Wirtschaftlichkeitsprüfung wesentlich von der *Höhe der Überschreitung* des Fachgruppendurchschnitts im Gesamtfallwert oder einer einzelnen Leistungsgruppe abhängen. Dabei wird die Höhe der Überschreitung beeinflußt von der mehr oder weniger differenzierten *Bildung statistischer Vergleichsgruppen.*

Die Methoden für die statistische Berechnung der normalen Streuung und der Grenze der durch ein offensichtliches Mißverhältnis zu den Durchschnittswerten gekennzeichneten Unwirtschaftlichkeit (dazu unter a) sowie die Kriterien für die Bildung der statistischen Vergleichsgruppen (dazu unter b) sind damit ausschlaggebend für das Ergebnis des statistischen Vergleichs (nicht unbedingt auch für das Ergebnis der Wirtschaftlichkeitsprüfung).

a) Herkömmlich wird bei der Berechnung der normalen Streuung vom arithmetischen Mittelwert ausgegangen, d. h. die Gesamthonoraranforderungen oder die Honoraranforderungen der Ärzte bei einer bestimmten Leistungsgruppe werden addiert und durch die Zahl der Ärzte der Vergleichsgruppe dividiert. Die normale Streuung um diesen Mittelwert wird durch einen prozentualen Bereich gebildet, der bei etwa 20% liegt.

Prüfung der Wirtschaftlichkeit der Behandlungsweise 73

Die Übergangszone reicht von dieser normalen Streubreite bis an die Grenze der durch ein offensichtliches Mißverhältnis zu den Durchschnittswerten gekennzeichneten Unwirtschaftlichkeit.
Eine solche offensichtliche Unwirtschaftlichkeit ist bei einer Überschreitung des Fachgruppendurchschnittes um 100 % immer zu vermuten (BSG 46, 145 ff, 149); aber auch bei Überschreitungen von mehr als 40 % kann sie insbesondere dann gegeben sein, wenn es sich nicht um einen Einzelfall, sondern um eine entsprechend hohe Überschreitung über mehrere Quartale handelt (BSG 46, 136 ff, 139/140). Eine für alle Abrechnungsfälle einheitliche prozentuale Grenze läßt sich nicht festlegen. Maßgebend sind vielmehr die Umstände des Einzelfalles (Zahl der Behandlungsfälle, einmalige/systematische Überschreitung etc.).
Abweichend von dieser herkömmlichen Methode der Vergleichsberechnung sind einige Kassenärztliche Vereinigungen und ihnen folgend die Rechtsprechung der zuständigen Landessozialgerichte dazu übergegangen, den Bereich der normalen Streuung, die Übergangszone und das Vorliegen eines offensichtlichen Mißverständnisses auf der Grundlage der Gaußschen Normalverteilung zu ermitteln (LSG Schleswig-Holstein – Urteil vom 28. 2. 1975 L 6 Ka 9/70; LSG Rheinland-Pfalz vom 21. 5. 1976 – L 6 Ka 3/75 –).
Dabei wird der Bereich der normalen Streuung um den arithmetischen Mittelwert individuell für jede Vergleichsgruppe durch die Feststellung der einfachen mittleren Streubreite ermittelt. Im einzelnen kann im Rahmen dieser Abhandlung auf die Berechnungsmethodiken nicht eingegangen werden. Es wird auf die Abhandlungen von Schüttrumpf – Zur täglichen Praxis des Kassenarztes IV. Die Wirtschaftlichkeitsprüfung – Schleswig-Holsteinisches Ärzteblatt Heft 11/1970; sowie Heinz, Deutsches Ärzteblatt 1979, 1251 ff – verwiesen.
Aus dem letztgenannten Beitrag von Heinz ist die nachstehende Abbildung (s. S. 74) entnommen, die einen Überblick über die Feststellung der einfachen mittleren Streubreite gibt.
Auf der Grundlage des errechneten arithmetischen Mittelwertes und der ebenfalls nach der Abbildung auf S. 75 errechneten einfachen mittleren Streubreite werden die Honoraranforderungen der Ärzte der jeweiligen Vergleichsgruppe daraufhin überprüft, ob eine Normalverteilung vorliegt oder nicht.
Dies ist bei einer ausreichend großen Grundgesamtheit der in einer Vergleichsgruppe zusammengefaßten Ärzte sowohl für den Gesamt-

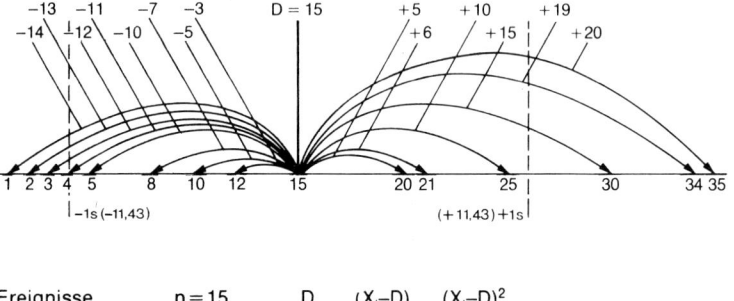

Prüfung der Wirtschaftlichkeit der Behandlungsweise

Ereignisse	n = 15	D	(X_i-D)	$(X_i-D)^2$	
X_1	1	15	− 14	196	
X_2	2	15	− 13	169	
X_3	3	15	− 12	144	
X_4	4	15	− 11	121	
X_5	5	15	− 10	100	
X_6	8	15	− 7	49	
X_7	10	15	− 5	25	
X_8	12	15	− 3	9	
X_9	15	15	0	0	D = 15
X_{10}	20	15	+ 5	25	
X_{11}	21	15	+ 6	36	
X_{12}	25	15	+ 10	100	S = 130,67 = 11,43
X_{13}	30	15	+ 15	225	
X_{14}	34	15	+ 19	361	
X_{15}	35	15	+ 20	400	
	Σ 225:15 = 15			Σ 1960:15 = 130,67	

$$\sigma \,(\triangleq \text{hier s}) = \sqrt[2]{\frac{\sum_{i=1}^{n}\left(x_i - \mu\right)^2 \cdot f}{n}}$$

x = Ereignis
n = Anzahl d. Ereignisse
($\bar{x}$) μ = arithmet. Mittel = D
f = Gewichtung
Σ = Summenoperator

[f] ist nur bei Wichtungen einzusetzen!

Abbildung: Berechnung der mittleren Streubreite s (δ)

Aus DÄ 1979 Heft 18 Seite 1253

fallwert als auch für den Fallwert einzelner Leistungsgruppen zumindestens angenähert der Fall (vgl. Heinz DÄ 1979, 1251ff, 1255).
Die Übergangszone zwischen der normalen Streuung und der Grenze der durch ein offensichtliches Mißverhältnis zum Durchschnittswert

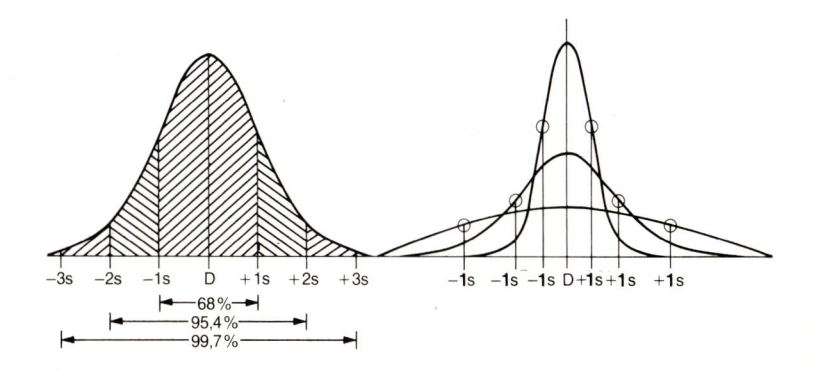

Abbildung: Normalverteilungen und standardisierte Normalverteilung

Aus DÄ 1979 Heft 18 Seite 1254

gekennzeichneten Unwirtschaftlichkeit wird bei dieser Berechnungsmethode durch die Spanne zwischen einfacher und doppelter mittlerer Streubreite bestimmt (vgl. Skizze zur Normalverteilung a.a.O.).

Die doppelte mittlere Streuung ist damit auch die Grenze der durch ein offensichtliches Mißverhältnis gekennzeichneten Unwirtschaftlichkeit. Nach einer der Gaußschen Normalverteilung entsprechenden gleichmäßigen Streuung der Honoraranforderungen um den Mittelwert dürften nur ca. 4,6 % der Abrechnungsfälle jenseits des Bereiches der doppelten mittleren Streuung liegen und damit eine offensichtliche Unwirtschaftlichkeit vermuten lassen.

Die weniger differenzierte herkömmliche Methode der Vergleichsberechnung führt in aller Regel dazu, daß die Bandbreiten für die normale Streuung und die Grenze des offensichtlichen Mißverhältnisses größer sind als bei Zugrundelegung der Gaußschen Normalverteilung. Dies wird mit ein Grund dafür sein, daß die Rechtsprechung des Bundessozialgerichts zwar darauf hingewiesen hat, daß andere statistische Methoden u. U. aussagekräftiger sein können (z. B. BSG SozR 2200 § 368n Nr. 3 RVO), jedoch auch die herkömmliche Methodik nach wie vor als zulässig ansieht.

b) Soweit es die der Vergleichsberechnung zugrunde zu legenden Vergleichsgruppen betrifft, bieten sich als Vergleichsgruppen die in der jeweiligen Weiterbildungsordnung festgelegten medizinischen Gebiete bzw. bei einer ausreichend großen Grundgesamtheit auch Teilgebiete an. In seiner Entscheidung vom 15. 4. 1980 (— 6 R Ka 5/79 — SozR 2200 § 368e Nr. 4, USK 8072, DÄ 1980, 2709 – 2710) hat das Bundessozialgericht festgestellt, daß eine Bildung engerer Vergleichsgruppen zweckmäßig sein kann, wenn sie eine hinreichend große Anzahl von Ärzten umfaßt, die sich durch eine wissenschaftlich anerkannte Behandlungsmethode in erheblicher Weise von Ärzten mit anderen Behandlungsarten unterscheiden.

Diese Voraussetzung könne als erfüllt angesehen werden, wenn die besondere Behandlungsmethode nach ärztlichem Berufsrecht zur Führung einer Zusatzbezeichnung berechtigt, die nach Erfüllen spezieller Qualifikationen verliehen wird. Allerdings folge daraus nicht, daß jede Behandlungsrichtung die Bildung einer engeren Vergleichsgruppe erfordert.

In der geltenden Prüfpraxis führt weniger die Anwendung einer besonderen Behandlungsmethode zur Bildung engerer Vergleichsgruppen, als die besondere Lage der Praxis (Stadt, Stadtrand-, Landgebiet) bzw. eine besondere Praxisausstattung (Labor, Röntgen etc.). Besondere Behandlungsmethoden werden als Praxisbesonderheiten in der Regel bei der Prüfung des konkreten Einzelfalles individuell beurteilt und entsprechend berücksichtigt. Die Bildung engerer Vergleichsgruppen, bezogen auf eine besondere Praxisausstattung bzw. eine besondere örtliche Lage der Praxis, spielt insbesondere bei der Wirtschaftlichkeitsprüfung der Honoraranforderungen von praktischen Ärzten/Allgemeinärzten eine Rolle.

In mehreren Sozialgerichtsverfahren war insbesondere die Frage zu klären, ob ein Allgemeinarzt mit einer Praxisausstattung, die der eines Internisten entspricht, einen Anspruch auf Vergleich mit der Fachgruppe der Internisten hat oder ob er wegen seiner Zugehörigkeit zur Fachgruppe der Allgemeinärzte bzw. praktischen Ärzte im statistischen Vergleich trotz besonderer Praxisausstattung in der Vergleichsgruppe der praktischen Ärzte/Allgemeinärzte verbleibt und die Praxisausstattung nur im Rahmen der individuellen Prüfung als Praxisbesonderheit anzuerkennen ist.

Eine Einbeziehung in die Vergleichsgruppe der Internisten bzw. eine Beurteilung dieser Praxis nach dem Fachgruppendurchschnitt der Internisten ist durch die Sozialgerichte bisher stets abgelehnt worden (vgl. SG Hannover Urteil vom 28. 6. 1978 — Niedersächsisches Ärzteblatt 1978, 736f sowie Urteil vom 7. 2. 1979 — S 10 Ka 28/78;

Urteil des LSG Baden-Württemberg vom 12.11.1980 – L 10 Ka 1344/79).
Aus der letztgenannten Entscheidung des LSG Baden-Württemberg wird folgendes Zitat entnommen:
„Der Beklagte hat die Durchschnittswerte des Klägers auch zu recht mit denjenigen der freipraktizierenden Allgemeinärzte im Bereich der KV verglichen; denn hieraus ergeben sich brauchbare die jeweilige Fülle der Sachverhalte berücksichtigende Durchschnittswerte, die im Interesse eines praktikablen Prüfungsverfahrens zweckmäßig und ausreichend sind. Dies gilt insbesondere für die beanstandeten Laborleistungen, die zu den üblichen Leistungen eines Allgemeinarztes gehören. Der Senat sieht es nicht als ermessenswidrig an, wenn der Beklagte eine Differenzierung der Allgemeinmediziner nach großem, mittlerem, kleinerem oder gar keinem Labor ablehnt; denn dies würde zu einer Aufsplitterung der Gruppe der Allgemeinmediziner und damit zu unrepräsentativen Vergleichszahlen führen, die neue Ungerechtigkeiten nach sich ziehen würden. Mithin kann der Kläger einen Anspruch auf einen speziellen Vergleichsmaßstab auch nicht aus der Entscheidung des SG Hannover vom 28.6.1978 (NJW 1979, 2368) herleiten. Ebenso rechtfertigt auch hinsichtlich der Verordnungsweise des Klägers sein Hinweis auf die besonderen Gegebenheiten einer großen Landpraxis nicht die Schaffung eines speziellen Maßstabes für derartige Praxen; denn bestimmte strukturelle, systematische und soziologische Unterschiede bei einer Praxis sind keine geeigneten Ausgangspunkte für die Bildung eines Vergleichsmaßstabes.
Der Senat schließt sich insoweit der Rechtsprechung des Bundessozialgerichts (Urteil vom 15.4.1980 – 6 R Ka 5/79 –) an, das bei den Ärzten nur dann auf eine besondere (engere) Vergleichsgruppe abzustellen ist, wenn die besonderen Behandlungsmethoden des Arztes ihn nach ärztlichem Berufsrecht zum Führen einer Zusatzbezeichnung berechtigt. Das Vorbringen des Klägers kann mithin nur im Rahmen der sogenannten Praxisbesonderheiten, bei welchen den individuellen Gegebenheiten einer Praxis Rechnung zu tragen ist (BSG 17, 79, 85), gewürdigt werden."
Dieser Entscheidung muß insoweit widersprochen werden, als die im Urteil zitierte Entscheidung des Bundessozialgerichts nicht dahingehend ausgelegt werden kann, daß mit Ausnahme der Bildung von engeren Vergleichsgruppen für Ärzte, die eine Zusatzbezeichnung nach Maßgabe des Weiterbildungsrechts führen, andere Vergleichsgruppen

unterhalb der Ebene des Fachgebietes bzw. Teilgebietes nicht gebildet werden dürfen.

Die Entscheidung des Bundessozialgerichts bezieht sich vielmehr auf die Bildung engerer Vergleichsgruppen bei der Beurteilung wissenschaftlich anerkannter besonderer Behandlungsmethoden. Sie stellt insofern zu recht klar, daß nicht jede besondere Behandlungsmethode die Bildung einer eigenen Vergleichsgruppe rechtfertigt, sondern dies allenfalls bei einer entsprechenden Zusatzbezeichnung der Fall sein kann. Ob bei Vorliegen besonderer Praxisausstattungen oder bei einer besonderen Lage der Praxis engere Vergleichsgruppen gebildet werden *können*, wird durch dieses Urteil des Bundessozialgerichts nicht entschieden.

Die Bildung derartiger besonderer Vergleichsgruppen bzw. Untergruppen muß aber zulässig sein, da sie der in ständiger Rechtsprechung des Bundessozialgerichts geforderten individuellen Überprüfung im Sinne einer zweckentsprechenden den Besonderheiten der Praxis der zu überprüfenden Ärzte Rechnung tragenden Auswahl der Vergleichstatbestände dient (vgl. z. B. BSG 17, 79 ff, 85).

Somit kann die angeblich internistische Ausrichtung einer Allgemeinpraxis zwar kein Rechtsgrund dafür sein, diesen Arzt an den Durchschnittswerten der Fachgruppe der Internisten zu messen. Praxisbesonderheiten, wie sie z. B. in der Einrichtung eines großen Labors oder einer Röntgenanlage stehen können, müssen jedoch auch bei einer statistischen Vergleichsprüfung angemessen berücksichtigt werden. Dies kann entweder dadurch geschehen, daß innerhalb der entsprechenden Fachgruppe für Ärzte, die über diese Praxisausstattungen verfügen, Untergruppen gebildet werden oder aber bei der Prüfung des Einzelfalles die entsprechende Ausstattung als Praxisbesonderheit anerkannt wird.

Ob derartige engere statistische Vergleichsgruppen, bezogen auf eine besondere Praxisausstattung, gebildet werden können, hängt davon ab,
- ob innerhalb einer Fachgruppe eine genügend große Zahl von Ärzten mit entsprechenden Merkmalen vorhanden ist, um überhaupt einen statistischen Vergleich auf einer wissenschaftlich anerkannten Vergleichsgrundlage zu rechtfertigen,
- diese Gruppe von Ärzten in sich homogen, d. h. hinsichtlich der Praxisausstattung vergleichbar ist.

Prüfung der Wirtschaftlichkeit der Behandlungsweise 79

Wenn daher eine besondere Praxisausstattung bzw. eine besondere Praxislage Grundlage für die Bildung engerer Vergleichsgruppen sein kann, so ist auf der anderen Seite eine solche Praxisausstattung für sich allein gesehen noch keine Rechtfertigung zur Überschreitung des Fachgruppendurchschnitts der Vergleichsgruppe. Auch eine besondere Praxisausstattung darf vielmehr nur im Rahmen des Wirtschaftlichkeitsgebotes genutzt werden. Zu recht hat daher das LSG Essen in einer Entscheidung vom 12. 12. 1973 – L 1 Ka 47/72 – entschieden, daß im Rahmen der Wirtschaftlichkeitsprüfung einer gegenüber der Vergleichsgruppe gegebenen besonderen Praxisausgestaltung nur dann eine Bedeutung zugestanden werden kann, wenn ihre Kosten und leistungsintensive Nutzung nicht lediglich durch ihr bloßes Vorhandensein bestimmt, sondern durch die Eigenart des zu behandelnden Krankengutes gefordert wird. Das Risiko der Rentabilität einer Praxiseinrichtung darf daher nicht durch ausgedehnte und intensive Nutzung der Praxiseinrichtung auf die Versichertengemeinschaft abgewälzt werden. Das Ausmaß des Einsatzes unter Nutzung der Praxisausstattung muß sich vielmehr im Rahmen der vertrags- und kassenärztlichen Versorgung allein nach den Maßstäben der Notwendigkeit, des Ausreichenden und des Zweckmäßigen richten (LSG Essen – Urteil vom 28. 1. 1976 – L 1 Ka 4/75 – DÄ 1976, 2358).
Dem vorstehend zitierten Urteil des Landessozialgerichts Baden-Württemberg ist im übrigen dahingehend zuzustimmen, daß ein zu enger Vergleichsmaßstab zu unrepräsentativen Vergleichszahlen und damit zu Ungerechtigkeiten in der statistischen Vergleichsprüfung führen kann (so im Ergebnis auch SG Mainz vom 24. 1. 1975 – S 12 Ka 40/75 – ; LSG Rheinland-Pfalz vom 21. 5. 1976 – L 6 Ka 3/75 –). Unter Umständen kann die Bildung von Untergruppen der genannten Art dadurch überflüssig werden, daß im Rahmen der Wirtschaftlichkeitsprüfung anhand entsprechender Frequenzstatistiken die Häufigkeit der vom geprüften Arzt abgerechneten einzelnen Leistung in Beziehung gesetzt wird zur Häufigkeit der diese Leistungen ebenfalls ausführenden Ärzte der gleichen Fachgruppe, „also nicht nur in Beziehung zur relativen Häufigkeit der ganzen Fachgruppe" (Heinz DÄ 1979 S. 1251 ff, 1256).

In der Übergangszone zwischen normaler Streuung um den Mittelwert und einem offensichtlichen Mißverhältnis der Überschreitung zur Fachgruppe muß die Unwirtschaftlichkeit anhand einer „genügend

beleuchtenden Zahl von Beispielen" nachgewiesen werden (BSG 19, 123 Leitsatz 3; BSG 46, 136ff, 138, USK 7939).
Das Landessozialgericht Stuttgart hat in einer Entscheidung vom 9.4.1964 (zitiert nach Heinemann-Liebold Rdnr. C 257 zu § 368e RVO) festgestellt, daß eine Einbeziehung von weniger als 25% der Fälle eines Quartals nicht der Forderung entspricht, durch eine genügend beleuchtende Zahl von Beispielen die Unwirtschaftlichkeit nachzuweisen. Dies kann jedoch nur ein Anhaltspunkt sein. Entscheidend ist, daß anhand einer repräsentativen Zahl von Beispielsfällen dem Arzt diejenigen Unwirtschaftlichkeiten seiner Behandlungsweise aufgezeigt werden, die, bezogen auf die Zahl gleichartig abgerechneter Behandlungsfälle, den Umfang der ausgesprochenen Kürzung im Gesamthonorar bzw. in einer einzelnen Leistungsgruppe rechtfertigen.
Aus den Beispielsfällen sollte sich auch ergeben, ob Unwirtschaftlichkeiten nur in einzelnen Leistungsbereichen festzustellen sind und dementsprechend auch der Honorarabstrich auf diese Leistungsbereiche begrenzt wird oder ob sich die Unwirtschaftlichkeit durch die Gesamtbehandlungsweise des Arztes hindurchzieht und dementsprechend ein Abstrich von der Gesamthonoraranforderung erfolgt. Ergibt die Wirtschaftlichkeitsprüfung anhand einer repräsentativen Zahl von Beispielen eine Unwirtschaftlichkeit in einer oder mehrerer einzelner Leistungssparten, so ist eine Kompensation mit Minderaufwendungen in anderen Leistungssparten grundsätzlich nicht möglich, da eine, wenn auch nur an Beispielsfällen, *nachgewiesene* Unwirtschaftlichkeit nicht durch die Tatsache von Minderaufwendungen in anderen Bereichen allein ausgeglichen werden kann (BSG 17, 79ff, 86/87).
Der nach der Rechtsprechung des Bundessozialgerichts mögliche Ausgleich zwischen einem Mehraufwand in einer Leistungssparte um einen kausal dadurch verursachten Minderaufwand in einer anderen Leistungssparte kommt daher grundsätzlich nur bei einer rein statistischen Vergleichsprüfung (dazu unten 4.4) in Betracht, nicht jedoch bei einer Einzelfallprüfung, bei der konkrete Unwirtschaftlichkeiten in der Behandlungsweise nachgewiesen werden.
Ergibt die Prüfung der Behandlungsweise anhand einer repräsentativen Zahl von Beispielsfällen ein unwirtschaftliches Verhalten des Kassenarztes, so können die Prüfungsinstanzen den Umfang der unwirtschaftlichen erbrachten Leistungen in der Regel im Wege der Schätzung ermitteln (BSG 11, 102ff, 114; SozR 2200 § 368n Nr. 3;

BSG 46, 136 ff, 138). Der mögliche Honorarabstrich beschränkt sich daher nicht auf die durch Beispielsprüfung konkret nachgewiesenen Unwirtschaftlichkeiten, sondern erstreckt sich auf gleichartige Fälle, wobei es jedoch einer genauen Feststellung des sich daraus ergebenden Ausmaßes der Unwirtschaftlichkeit nicht bedarf.

4.4 Statistische Vergleichsprüfung bei offensichtlichem Mißverhältnis zur Fachgruppe

Die Wirtschaftlichkeit der Behandlungsweise eines Kassenarztes/ Vertragsarztes braucht von den Prüfungsinstanzen der Kassenärztlichen Vereinigung nicht anhand einzelner Behandlungsfälle geprüft zu werden, wenn die Behandlungskosten des Arztes in einem offensichtlichen Mißverhältnis zu den Durchschnittswerten seiner Fachgruppe stehen. „In einem solchen Falle ergibt sich vielmehr die Unwirtschaftlichkeit der Behandlungsweise in der Regel schon aus einem Vergleich mit den Durchschnittswerten, es sei denn, daß Besonderheiten der jeweiligen Praxis einen Mehraufwand des Arztes rechtfertigen oder zwischen diesem und einem Minderaufwand in anderen Leistungsbereichen ein ursächlicher Zusammenhang besteht" (vgl. BSG 11, 102ff, 112; 17, 79; 19, 123; SozR 2200 § 368n Nr. 3; BSGE 46, 145 ff, 149)."
Die Feststellung der durch ein offensichtliches Mißverhältnis zu den Durchschnittswerten gekennzeichneten Unwirtschaftlichkeit erfolgt nach den oben unter 4.3 erläuterten Kriterien. Sie kann sich auf die Gesamthonoraranforderung, aber auch auf einzelne Leistungssparten beziehen (vgl. BSG SozR 2200 § 368n Nr. 3).
Beschränkt sich allerdings das offensichtliche Mißverhältnis der Honoraranforderung des Arztes zum Fachgruppendurchschnitt auf eine einzelne Leistungssparte, so muß in jedem Falle auf Vortrag des Arztes durch die Prüfungsinstanzen geprüft werden, ob nicht der Mehraufwand in dieser Leistungssparte durch einen Minderaufwand in einer anderen Leistungssparte kompensiert wird, wobei diese andere Leistungssparte auch im Bereich der Verordnungen (Arzneien, Krankenhauspflege) liegen kann.
Bei der Prüfung der kassenärztlichen Behandlungs- und Verordnungsweise ist nach § 33 Abs. 3 BMV die Wirtschaftlichkeit der gesamten Tätigkeit des Kassenarztes zu berücksichtigen. Schon aus dieser Bestimmung ergibt sich die Verpflichtung, die Kompensationsfähigkeit von Mehraufwen-

dungen in einer Leistungssparte mit Minderaufwendungen in einer anderen Leistungssparte zu überprüfen. Dabei trifft jedoch den Arzt eine besondere Mitwirkungspflicht, da er substantiiert vortragen muß, daß ein im Prüfverfahren beanstandeter Mehraufwand ursächlich zu einem Minderaufwand in anderen Leistungsbereichen geführt hat.

Die Tatsache eines Minderaufwandes in einem anderen Leistungsbereich ist für sich allein gesehen daher noch nicht geeignet, ein offensichtliches Mißverhältnis zur Fachgruppe in einem anderen Leistungsbereich zu rechtfertigen (vgl. BSG 17, 79 ff, 86/87; Beschluß Nr. 12 der AG 19 in der Fassung vom 23. 6. 1978 zu §§ 14 und 17 AEKV).

Es muß mithin ein Kausalzusammenhang zwischen Mehraufwendungen in einem Leistungsgebiet und Minderaufwendungen in einem anderen Leistungsgebiet bestehen (vgl. zu den bei entsprechendem Nachweis der Kausalität kompensierfähigen Leistungsgebieten Brück in Brück-Hess, Einführung in Kassenpraxis und Kassenarztrechnung Nr. 22.8.2).

Nach der Rechtsprechung des BSG muß auch eine auf vergleichender Betrachtung beruhende Prüfung „individuell" in dem Sinne sein, daß durch eine zweckentsprechende Auswahl der Vergleichstatbestände den Besonderheiten der Praxis des zu überprüfenden Arztes Rechnung getragen wird (z. B. BSG 17, 79 ff, 85). Dieser Verpflichtung zur Berücksichtigung von Praxisbesonderheiten kann im Rahmen einer statistischen Vergleichsprüfung auf der Grundlage der bereits gemachten Ausführungen durch folgende Maßnahmen Rechnung getragen werden:

a) Bildung differenzierter Vergleichsgruppen, z. B. für wissenschaftlich anerkannte Behandlungsmethoden, bei denen die Qualifikation des Arztes durch eine Zusatzbezeichnung nachgewiesen ist oder für eine besondere Praxisgestaltung (Ausstattung, Lage), soweit eine für den statistischen Vergleich ausreichende Grundgesamtheit von Ärzten mit gleichartigen Praxismerkmalen zur Verfügung steht und die Bildung besonderer Vergleichsgruppen unter dem Gesichtspunkt der Wirtschaftlichkeitsprüfung sinnvoll ist.

b) Die zusätzlich zum statistischen Vergleich in der Gesamthonoraranforderung oder in der Honoraranforderung für einen Leistungsbereich auf Grund der Frequenzstatistik durchgeführte Vergleichsbetrachtung der von einem Arzt gehäuft abgerechneten Leistungen oder bestimmter Leistungsbereiche mit denjenigen Ärzten, welche die gleichen Leistungen bzw. Leistungsbereiche erbringen.

c) Die Überprüfung der vom Arzt substantiiert vorgetragenen Praxisbesonderheiten anhand der Leistungsübersichten und Frequenzstatistiken, wobei es sich in Einzelfällen anbieten kann, Behandlungsfälle, für die entsprechende Praxisbesonderheiten vorgetragen werden, aus der Vergleichsbetrachtung auszuschließen und nur die übrige Abrechnung in den statistischen Vergleich zu setzen (Ausklammerung besonders schwieriger Fälle oder Ausklammerung von Fällen mit einer typischen Praxisbesonderheit); als *Orientierungsgröße* kann auch der Fachgruppendurchschnitt einer anderen gleichartige Leistungen erbringenden Fachgruppe herangezogen werden (z. B. im Verhältnis Allgemeinärzte, Internisten).

Die Annahme eines offensichtlichen Mißverhältnisses der Honoraranforderung des geprüften Arztes zum Fachgruppendurchschnitt begründet eine durch den Arzt widerlegbare Vermutung der Unwirtschaftlichkeit seiner Behandlungs- bzw. Verordnungsweise. Diese Vermutung muß daher vom Arzt ausgeräumt werden. Insofern dreht sich die Darlegungslast um.
Unterhalb der Grenze des offensichtlichen Mißverhältnisses müssen die Prüfungsinstanzen dem Arzt Unwirtschaftlichkeit, wenn auch bei Überschreitung der normalen Streubreite nur anhand einer repräsentativen Beispielsprüfung nachweisen. Bei Vorliegen eines offensichtlichen Mißverhältnisses muß demgegenüber der Arzt substantiiert darlegen, daß diese Überschreitung auf Praxisbesonderheiten basiert oder daß bei einem offensichtlichen Mißverhältnis der Honoraranforderung in einer einzelnen Leistungsgruppe zum Fachgruppendurchschnitt ein ursächlicher Ausgleich durch einen Minderaufwand in einer anderen Leistungsgruppe vorliegt.
Ergeben sich allerdings bereits aus der Abrechnung oder der Leistungsübersicht Anhaltspunkte für eine Praxisbesonderheit bzw. für einen ursächlichen Ausgleich zwischen Mehr- und Minderaufwendungen, so müssen die Prüfungsinstanzen dies von Amts wegen aufklären. Sie haben darüber hinaus die Anerkennung entsprechender Praxisbesonderheiten in den Vorquartalen zu berücksichtigen und können nicht ohne sachlichen Grund hiervon abweichen.
Die Prüfungsinstanzen können im übrigen auch bei Vorliegen eines offensichtlichen Mißverhältnis in eine beispielhafte Einzelfallprüfung eintreten, um dem Arzt eine Beratung über die Ursachen der von ihm ausgelösten erheblichen Unwirtschaftlichkeit geben zu können. Der

Prüfbescheid, in dem die Honoraranforderung eines Arztes wegen offensichtlichem Mißverhältnis zum Fachgruppendurchschnitt im Gesamthonorar bzw. in einzelnen Leistungsgruppen prozentual gekürzt wird, kann und sollte, soweit möglich, mit dem *Hinweis* über die Ursachen der Unwirtschaftlichkeit anhand geprüfter Beispielsfälle verbunden werden, auch wenn dies durch die Rechtsprechung nicht vorgeschrieben ist.

Im Falle eines durch Praxisbesonderheiten bzw. durch Kompensierungsfähigkeit von Mehr- und Minderaufwand in bestimmten Leistungsgruppen nicht erklärbaren offensichtlichen Mißverhältnisses der Honoraranforderung des Arztes zu seiner Vergleichsgruppe ist in aller Regel die Höhe der dadurch verursachten Unwirtschaftlichkeit zu schätzen. Dabei kann sich diese Schätzung auf einen Abstrich von der Gesamthonoraranforderung oder einen Abstrich in bestimmten in ihrer Überschreitung offensichtlich unwirtschaftlichen Leistungssparten beziehen.

Bei einem offensichtlichen Mißverhältnis ist ein Honorarabstrich auf dieser Grundlage auch in einem Bereich möglich, der unterhalb der Grenze des offensichtlichen Mißverhältnisses liegt, wenn nur der Bereich der normalen Streuung durch die Kürzung nicht tangiert wird (BSG 46, 136ff, 139).

Etwas anderes gilt allerdings nach der Entscheidung des Bundessozialgerichts vom 26. 4. 1978 (BSG 46, 145ff, 149/150) für Ärzte, die neu zur Kassenpraxis zugelassen oder an der vertragsärztlichen Versorgung beteiligt worden sind. Bei ihnen ist als Praxisbesonderheit, die bei der Wirtschaftlichkeitsprüfung zugunsten des Arztes heranzuziehen ist, zu berücksichtigen, daß der Arzt im ersten Abrechnungsquartal und u. U. auch in den unmittelbar darauf folgenden im allgemeinen noch nicht weiß, wie sich seine Behandlungsweise kostenmäßig zu der seiner Fachgruppe verhält. „Diese Unsicherheit, die häufig noch mit Umstellungsschwierigkeiten verbunden ist, vor allem, wenn der Arzt bisher im Krankenhaus tätig war, rechtfertigt es, das erste Abrechnungsquartal (u. U. auch die unmittelbar folgenden) mit anderen Maßstäben als die späteren zu messen, insoweit also eine Praxisbesonderheit anzuerkennen. Das kann allerdings auch für die genannte Zeit kein Freibrief für den Arzt sein, ohne jede Rücksicht auf das Gebot der Wirtschaftlichkeit zu behandeln. Einen Anhalt dafür, in welchem Umfang ein Mehraufwand bei Beginn der vertragsärztlichen Tätigkeit für eine Übergangszeit, d. h. bis zur Anpassung an die in der Ersatzkassenpraxis zu beachtenden Regeln, hingenommen werden kann, gibt die Feststellung Nr. 198 der Arbeitsgemeinschaft nach § 19 AEKV vom 22. 4. 1975.

Prüfung der Wirtschaftlichkeit der Behandlungsweise

Danach kann ‚auch ohne vorherige Information' des Vertragsarztes eine Honorarkürzung erfolgen, wenn seine Quartalsabrechnungen in einem offensichtlichen Mißverhältnis zu seiner Fachgruppe stehen. Solange dies nicht der Fall ist, bleibt sein Honorar mithin ungekürzt. Verallgemeinert man den hierin zum Ausdruck gekommenen Gedanken, so bedeutet dies, daß der Mehraufwand eines ‚uninformierten' Vertragsarztes zu Beginn seiner Tätigkeit, insbesondere während des ersten Abrechnungsquartals, insoweit auf einer anzuerkennenden Praxisbesonderheit beruht, als er die Grenze eines offensichtlichen Mißverhältnisses zum Fachgruppendurchschnitt nicht überschreitet."

Dieses zum Ersatzkassenbereich getroffene Urteil des Bundessozialgerichts muß analog auch auf den RVO-Bereich übertragen werden. Es beinhaltet eine Begrenzung der Kürzungsmöglichkeit in dem bzw. den ersten Abrechnungsquartalen eines Kassen- bzw. Vertragsarztes auf die Grenze des offensichtlichen Mißverhältnisses.

Soweit es den bei einem offensichtlichen Mißverhältnis zum Fachgruppendurchschnitt auf der Grundlage einer Schätzung festzulegenden Honorarabstrich betrifft, hat das Bundessozialgericht bereits in seiner Entscheidung vom 25. 5. 1962 (BSG 17, 79 ff, 88) festgestellt, daß der Rechtsbegriff der Wirtschaftlichkeit der Behandlungsweise einen „niemals völlig objektivierbaren" Beurteilungsspielraum enthält. „Wären die Prüfungsinstanzen genötigt, den vollen Betrag des auf die Unwirtschaftlichkeit entfallenden Mehraufwands durch Kürzung der Honorarforderung hereinzuholen", so müßten ihre Kürzungsentscheidungen jene Zone des Beurteilungsspielraumes berühren, die besonders umstritten ist und die meistens Angriffsflächen bietet. Die Folge wäre eine starke Zunahme der Honorarstreitigkeiten, die im Interesse der Wahrung des Rechtsfriedens innerhalb der kassenärztlichen Selbstverwaltung abträglich wäre. Deshalb ist es rechtlich nicht zu beanstanden, wenn die Prüfungsinstanzen von der genauen Feststellung des auf der Unwirtschaftlichkeit der Behandlungsweise beruhenden Mehraufwands absehen und sich nach pflichtgemäßem Ermessen mit der Festsetzung einer Kürzung der Honorarforderung begnügen, die sich jedenfalls noch im Rahmen des auf die Unwirtschaftlichkeit entfallenden Mehraufwands hält."

4.5 Inhalt der Prüfentscheidung

Die vorstehend aufgeführten Möglichkeiten der Wirtschaftlichkeitsprüfung je nach der Höhe der Überschreitung des Fachgruppendurchschnittes in der Gesamthonoraranforderung, der Honoraranforderung für eine bestimmte Leistungsgruppe und der Honoraranforderung für einzelne Leistungen ergibt folgende Möglichkeiten einer Prüfentscheidung bei Feststellung der Unwirtschaftlichkeit einer Behandlungsweise:

a) Betragsmäßig festgelegter Honorarabstrich bei einzelnen Leistungsansätzen nach dem BMÄ bzw. der E-GO (selten)
b) Prozentualer Honorarabstrich bei bestimmten Leistungsgruppen (z. B. allgemeine Sonderleistungen)
c) Prozentualer Honorarabstrich vom Gesamthonorar.

Im Widerspruchsbescheid der zweiten Prüfungsinstanz wird entweder der Prüfentscheid des Prüfungsausschusses oder der Prüfungskommission bestätigt und demgemäß ein Widerspruch zurückgewiesen oder aber auf Widerspruch eines Beteiligten die Entscheidung der ersten Prüfungsinstanz aufgehoben und eine Neuentscheidung in der Sache getroffen.

Die Entscheidung ist in jedem Falle mit einer ausreichenden Begründung zu versehen, die es den Beteiligten ermöglicht, die wesentlichen Gründe für eine Prüfentscheidung, die Aufhebung dieser Entscheidung bzw. unter den genannten Voraussetzungen ihre Verschärfung inhaltlich zu verstehen. Prüfentscheidung und Widerspruchsentscheidung sind darüber hinaus mit ausreichenden Rechtsmittelbelehrungen zu versehen, die den Beteiligten die Möglichkeiten eines Widerspruchs bzw. einer Klage gegen eine für sie negative Prüf- bzw. Widerspruchsentscheidung aufzeigen. Bei nichtordnungsgemäßer Rechtsmittelbelehrung beträgt die Widerspruchs- bzw. Klagefrist ein Jahr nach Zustellung der Entscheidung.

5. Prüfung der Wirtschaftlichkeit der Verordnungsweise

Die vorstehend unter 4. dargestellten Grundsätze der Wirtschaftlichkeitsprüfung der Behandlungsweise gelten sinngemäß auch für die Überprüfung der Verordnungstätigkeit des Arztes auf Einhaltung des Wirtschaftlichkeitsgebotes. Dabei erfolgt diese Prüfung nicht von Amts wegen durch die Kassenärztliche Vereinigung, sondern nur auf Antrag eines Landesverbandes der Krankenkassen (vgl. oben 3.1.3; 3.2.3). In der Praxis konzentriert sich die Prüfung der Verordnungsweise auf die Arzneiverordnungen des Arztes; möglich ist aber auch eine Überprüfung der Heil- und Hilfsmittelverordnungen und in seltenen Ausnahmefällen der Verordnung von Krankenhauspflege. Die folgende Darstellung beschränkt sich auf die Wirtschaftlichkeitsprüfung der Arzneiverordnungen, weil diese insoweit das Schwergewicht der Prüftätigkeit bilden; die Ausführungen lassen sich jedoch analog auf Heil- und Hilfsmittelverordnungen übertragen.

Zum Verständnis der Wirtschaftlichkeitsprüfung der Verordnungstätigkeit des Arztes ist darauf hinzuweisen, daß der Arzt mit seiner Verordnung bei Arznei-, Heil- und Hilfsmitteln die Ausgaben der Krankenkassen *bestimmt*, da der Apotheker bei der Abgabe von Arzneimitteln und der Heil- und Hilfsmittellieferant bei der Abgabe von Heil- und Hilfsmitteln an diese Verordnung des Arztes gebunden ist. Der Apotheker kann daher z.B. nicht anstelle eines vom Arzt verschriebenen Mittels ein anderes, unter Umständen gleich wirksames aber preiswerteres, Medikament abgeben. Die Unwirtschaftlichkeit einer Verordnung wirkt sich daher unmittelbar auf die Krankenkasse aus, die dem Apotheker das teure Mittel bezahlen muß, da dieser zu Recht auf seine Bindung an die Arzneiverordnung des Arztes verweist. Die aus einer Verordnung entstehenden Kosten sind daher dem Arzt kausal zuzurechnen. Etwas anderes gilt bei der Verordnung von Krankenhauspflege wegen der Überprüfung der Leistungspflicht durch die Krankenkasse und die Überprüfung der stationären Behandlungsnotwendigkeit durch den Krankenhausarzt.

Grundlage eines Arzneiregresses ist daher die Verursachung von Kosten durch den Arzt, die bei einer sachgemäßen dem Gebot der Wirtschaftlichkeit entsprechenden Verordnung nicht oder nicht in dieser Höhe entstanden wären. Der Regreß richtet sich gegen den Arzt, nicht gegen seine Honorarforderung aus der Behandlungstätigkeit. Die Regreßforderung wird jedoch — soweit möglich — durch Erklärung der Aufrechnung mit Honorarforderungen erfüllt (§ 35 BMV, mißverständlich § 12 Nr. 6 AEKV).

5.1 Grundzüge der Rechtsprechung

Die Rechtsprechung des Bundessozialgerichtes zur Wirtschaftlichkeitsprüfung ist in erheblichem Umfang auf Grund von Prüfentscheidungen zur Verordnungsweise entwickelt worden (BSG 19, 123; 46, 136). Die oben unter 4.1 dargestellten Grundzüge dieser Rechtsprechung gelten daher uneingeschränkt für die Wirtschaftlichkeitsprüfung der Verordnungsweise. Dies gilt insbesondere für die aufgezeigte Differenzierung zwischen einer Einzelfallprüfung und einer statistischen Vergleichsprüfung.

Innerhalb des Bereiches der „normalen Streuung" um den Vergleichsgruppendurchschnitt ist daher auch bei der Verordnungstätigkeit des Arztes ein Regreß nur zulässig, wenn dem Arzt konkret Unwirtschaftlichkeit im Einzelfall nachgewiesen wird; ein Regreß ist auf den konkret aus diesen Einzelfällen festgestellten Schaden zu beschränken.

Jenseits des Bereiches der „normalen Streuung" muß die Unwirtschaftlichkeit der Verordnungsweise zum mindesten anhand einer die Verordnungsweise des Kassenarztes genügend beleuchtenden Zahl von Beispielen nachgewiesen werden, solange kein offensichtliches Mißverhältnis zwischen dem Arzneikostendurchschnitt eines Kassenarztes und dem vergleichbarer Ärztegruppen besteht (BSG 19, 123). Die Höhe des Schadens selbst kann geschätzt werden.

Besteht zwischen den Verordnungskosten eines Kassenarztes bei Arzneimitteln und den durchschnittlichen Verordnungskosten seiner Vergleichsgruppe ein offensichtliches Mißverhältnis, so können die Prüfungsinstanzen, nachdem sie die Unwirtschaftlichkeit der Verordnungsweise dem Grunde nach festgestellt haben, den Umfang der Unwirtschaftlichkeit im Wege der Schätzung ermitteln. Dies gilt auch soweit die Schätzung einen Bereich betrifft, der unterhalb der Grenze des offensichtlichen Mißverhältnisses liegt und die Zone der normalen Streuung jedenfalls noch nicht erfaßt; auch insoweit braucht deshalb die Unwirtschaftlichkeit nicht mit Einzelfällen belegt zu werden (BSG 46, 136). Nach der letztgenannten Entscheidung liegt ein offensichtliches Mißverhältnis bei einer Überschreitung des Fachgruppendurchschnittes um 53% jedenfalls dann vor, wenn in anderen Quartalen ähnlich hohe Überschreitungen bestehen. Bei Überschreitungen in den ersten Abrechnungsquartalen gelten die von der Rechtsprechung für die Höhe der Honorarabstriche festgestellten Beschränkungen entsprechend (keine Unterschreitungen der Grenze des offensichtlichen Mißverhältnisses).

5.2 Besonderheiten in der Wirtschaftlichkeitsprüfung der Verordnungsweise

Unter Abschnitt 2.3 wurde bereits auf die Bedeutung der Arzneimittel-Richtlinien für die Wirtschaftlichkeit der Arzneiverordnung hingewiesen. Nach der Entscheidung des Bundessozialgerichtes vom 3. 7. 1974 – 6 RKa 22/73 sind diese Richtlinien als Folge des § 28 Abs. 1 BMV für den Kassenarzt verbindlich, soweit sich nicht aus dem Richtlinientext selbst ein Ermessensspielraum ergibt (BSG 38, 35 ff, 38/39). Für die Wirtschaftlichkeitsprüfung ist insbesondere die in Nr. 21 Arzneimittel-Richtlinien enthaltene Aufzählung nicht oder nur unter besonderen Voraussetzungen verordnungsfähiger Mittel von Bedeutung. Bei einer systematischen Verordnung solcher Mittel muß der Arzt damit rechnen, daß die Krankenkassen Regreßanträge wegen Verstoß gegen das Wirtschaftlichkeitsgebot oder wegen der Verordnung von Mitteln, die keine Arzneimittel sind, auch dann stellen, wenn die Verordnungskosten im Bereich der normalen Streuung liegen.

Die Arzneimittel-Richtlinien betonen zu Recht, daß bei der Überprüfung der Verordnungsweise des Arztes im Hinblick auf ihre Wirtschaftlichkeit die Arzneimittelverordnung des Arztes stets im Zusammenhang mit seiner Gesamttätigkeit bewertet werden muß (Nr. 9 AMR). Damit ist u. a. das bereits unter 4.4 angesprochene Problem der Kompensierung zwischen Mehraufwendungen in einem Leistungsbereich durch Minderungen in einem anderen Leistungsbereich angesprochen. Es bedeutet für die Arzneimittelverordnung konkret, daß die Prüfungsausschüsse bei der Prüfung der Verordnungsweise die Behandlungstätigkeit des Arztes mitberücksichtigen müssen. Dies gilt zum Beispiel für das Verhältnis von Aufwendungen für physikalisch therapeutische Leistungen zu den verursachten Arzneimittelausgaben sowie bei Verordnung von Injektionsmitteln für die entsprechende Injektionstätigkeit des Arztes. Zu berücksichtigen ist auch das die Arzneiverordnungen auslösende Krankengut. Hieraus können sich Praxisbesonderheiten ergeben (hoher Rentenanteil, onkologische Nachsorge, chronische Erkrankungen), die auch erhebliche Überschreitungen des Fachgruppendurchschnittes rechtfertigen können.

Der Überprüfung auf Wirtschaftlichkeit unterliegt auch die Verordnung des Sprechstundenbedarfs (Urteil des BSG vom 7. 12. 1966 – 6 RKa 6/64 – BSG 26,16). Insoweit besteht zwischen der Kassenärztlichen Bundesvereinigung und den Verbänden der Ersatzkassen eine Sprechstundenbedarfsregelung, die festlegt, welche Mittel unter welchen Voraussetzungen als Sprechstundenbedarf verordnet werden können. Die Erstausstattung bei Praxiseröffnung gilt danach nicht als Sprechstundenbedarf und geht nicht zu Lasten der Ersatzkassen. Zur Beurteilung der Wirtschaftlichkeit des vom Vertragsarzt angeforderten Sprechstundenbedarfs sollen nach § 17 Nr. 3 AEKV die Verordnungen von 4 aufeinanderfolgenden Kalendervierteljahren herangezogen werden. Für den Bereich der RVO-Krankenkassen erfolgt die Verordnung des Sprechstundenbedarfs auf der Grundlage der in den Gesamtverträgen getroffenen Regelungen.

Nach einer Entscheidung des Bundessozialgerichtes vom 18. 8. 1972 – 6 RKa 8/71 – BSG 34, 248 kann die Versorgung mit Arzneimitteln im Rahmen der gesetzlichen Krankenversicherung als Sachleistung auch dann in Anspruch genommen werden, wenn sich der Versicherte von einem Vertragsarzt privatärztlich behandeln läßt. In diesem Falle muß jedoch der verordnende Kassenarzt/Vertragsarzt den Krankenschein des Versicherten und den Behandlungs- und Leistungsnachweis mit den üblichen Vermerken vorlegen, damit die Prüforgane der Kassenärztlichen Vereinigung in der Lage sind, auf Prüfanträge hin die Wirtschaftlichkeit der Verordnungsweise anhand der hierfür benötigten Unterlagen zu überprüfen (BSG a.a.O.). Kann der Krankenschein nicht vorgelegt werden, läuft der Arzt die Gefahr eines Arzneiregresses, auch wenn er mit seinen Verordnungskosten im Bereich der normalen Streuung liegt.

5.3 Inhalt der Prüfentscheidung

Die Prüfentscheidung bei Feststellung einer Unwirtschaftlichkeit der Verordnungsweise unterscheidet sich von der Prüfentscheidung wegen Unwirtschaftlichkeit der Behandlungsweise dadurch, daß nicht die Honoraranforderungen um einen bestimmten Betrag gekürzt, sondern eine Schadensersatzforderung gegen den Arzt festgesetzt wird. Die Entscheidung lautet daher entweder auf einen Regreß in Höhe eines bestimmten prozentualen Anteiles der Verordnungskosten oder auf einen Regreß in Höhe eines bestimmten DM-Betrages (bei Einzelprüfung). Die Prüfentscheidung muß selbstverständlich ausreichend begründet und mit einer Rechtsmittelbelehrung versehen sein.

6. Sozialgerichtsverfahren gegen Prüfentscheidungen

Die Widerspruchsbescheide des KV-Vorstandes bei Entscheidungen auf sachlich/rechnerische Richtigstellung oder auf Honorarverteilungskürzung (vgl. oben 3.1.3; 3.2.2) und die Widerspruchsbescheide des Beschwerdeausschusses und der Beschwerdekommission schließen das Verwaltungsverfahren ab. § 368n Abs. 5 Satz 7 RVO bestimmt ausdrücklich, daß das Verfahren vor dem Beschwerdeausschuß als Vorverfahren im Sinne des § 78 des Sozialgerichtsgesetzes (SGG) gilt. Für das Verfahren vor der Beschwerdekommission ist eine entsprechende Bestimmung in § 15 Nr. 7 AEKV enthalten. Gleiches gilt aber auch ohne gesetzliche oder vertragliche Regelung für das Widerspruchsverfahren vor dem Vorstand der KV (§§ 78 Abs. 1, 85 Abs. 2 Nr. 2 SGG), wenn dieser durch die Vertreterversammlung als Widerspruchsstelle bestimmt ist (BSG 7, 292; 8, 256).

Der Widerspruchsbescheid im Prüfverfahren eröffnet daher die Möglichkeit der Klage zu den Sozialgerichten. Die Zuständigkeit der Sozialgerichte ergibt sich aus § 51 Abs. 2 SGG, wonach Angelegenheiten der Sozialversicherung auch die Angelegenheiten sind, die auf Grund der Beziehungen zwischen Ärzten, Zahnärzten und Krankenkassen (Kassenarztrecht) im Rechtsweg zu entscheiden sind. Krankenkassen im Sinne des § 51 Abs. 2 Satz 1 SGG sind auch die Ersatzkassen und die Bundesknappschaft (BSG 11, 1, 12; 11, 102; 28, 218).

Örtlich zuständig ist nach § 57a SGG bei derartigen Prüfentscheidungen das Sozialgericht, in dessen Bezirk die Kassenärztliche Vereinigung ihren Sitz hat. Damit ist für jeden KV-Bereich immer ein Sozialgericht für die gerichtliche Kontrolle der Prüfentscheidungen zuständig. An diesem das Sozialgericht, in dessen Bezirk die Kassenärztliche Vereinigung ihren eine eigene Kammer zu bilden.

Die Besetzung dieser Kammer unterscheidet sich danach, ob es sich bei dem Rechtsstreit um eine „Angelegenheit des Kassenarztrechts" oder um eine „Angelegenheit der Kassenärzte" handelt (§ 12 Abs. 3 SGG). Die jeweilige Zuordnung des Rechtsstreites hängt nach der ständigen Rechtsprechung des Bundessozialgerichts davon ab, ob Gegenstand des Rechtsstreites eine Maßnahme der gemeinsamen Selbstverwaltung der Kassenärzte und Krankenkassen ist oder ob die Streitsache die Kassenärzte allein betrifft (BSG 44, 245ff, 246). „Dieses richtet sich wiederum danach, ob die Krankenkassen auf Grund einer gesetzlichen oder vertraglichen Regelung bereits am Verwaltungsverfahren durch eigene Vertreter *beschließend* mitzuwirken haben oder ob die Entscheidung einer allein mit Kassenärzten besetzten Stelle überlassen ist (BSG a.a.O.). Für die Besetzung der

Sozialgerichte bei der Überprüfung der hier besprochenen Prüfentscheidungen ergibt sich danach folgende Übersicht:

> Widerspruchsbescheid Vorstand KV = Angelegenheit der Kassenärzte
> Widerspruchsbescheid Beschw.Komm. = Angelegenheit der Kassenärzte*)
> Widerspruchsbescheid Beschw.Aussch. = Angelegenheit des Kassenarztrechts.
>
> *) Der Vertreter der Ersatzkassen wirkt nur beratend, nicht beschließend mit.

In Angelegenheit des Kassenarztrechts entscheidet die Kammer in der Besetzung mit einem hauptamtlichen Richter als Vorsitzenden und je einem ehrenamtlichen Richter aus den Kreisen der Krankenkassen und der Kassenärzte mit. In Angelegenheiten der Kassenärzte wirken als ehrenamtliche Richter zwei Kassenärzte mit. Diese unterschiedliche Besetzung des Sozialgerichts in Kassenarztsachen wirkt auch in der Berufungsinstanz und der Revisionsinstanz fort; die Kassenarztsenate des Landessozialgerichts und des Bundessozialgerichts entscheiden jeweils in der Besetzung mit drei hauptamtlichen Richtern und zwei ehrenamtlichen Richtern. Auch hier richtet sich die Besetzung der ehrenamtlichen Richter danach, ob es sich um eine Angelegenheit des Kassenarztrechts oder der Kassenärzte handelt (§§ 12, Abs. 3, 33, 40 Satz 1 SGG).
Die rechtliche Kontrolle bezieht sich auf die Prüfentscheidung in der Gestalt, die sie durch den Widerspruchsbescheid gefunden hat (§ 95 SGG). Verfahrensmängel können daher im Widerspruchsverfahren geheilt werden (z. B. rechtliches Gehör).
Der Begriff der „Wirtschaftlichkeit" ist ein unbestimmter Rechtsbegriff (BSG 11, 102ff, 117; 17, 79ff, 84; 19, 123ff, 127), der der vollen richterlichen Überprüfung unterliegt. Bei der Beurteilung, ob die Honorarforderung bei festgestellter Unwirtschaftlichkeit zu kürzen ist und in welcher Höhe dies geschieht, steht den Prüfeinrichtungen jedoch ein Ermessensspielraum zu. Insoweit beschränkt sich die richterliche Überprüfung darauf, ob die Prüfinstanzen von ihrem Ermessen pflichtgemäß Gebrauch gemacht haben und keine Ermessensüberschreitung vorliegt. Das Sozialgericht darf jedoch sein eigenes Ermessen nicht anstelle de

Ermessens der Verwaltung setzen. Dies hat zur Folge, daß bei Feststellung eines Ermessensfehlers die Prüfentscheidung in der Regel aufgehoben wird und damit die Prüfinstanz erneut eine Entscheidung unter Zugrundelegung fehlerfreier Ermessenserwägungen erlassen kann.
Die Klage gegen einen Widerspruchsbescheid der genannten Art hat, anders als der Widerspruch selbst (vgl. § 368n Abs. 5 RVO), keine aufschiebende Wirkung (§ 97 Abs. 1 SGG). Insbesondere findet § 97 Abs. 1 Nr. 2 SGG („Rückforderung von Leistungen") auf Regreßansprüche gegen den Arzt nach herrschender Meinung keine Anwendung (a. A. LSG Bremen, Breithaupt 69, 258, Meyer-Ladewig Rdnr. 5 zu § 97 SGG). Gegen die Urteile des Sozialgerichtes ist grundsätzlich die Möglichkeit der Berufung an das Landessozialgericht gegeben. Dies gilt jedoch nach § 144 Abs. 1 Nr. 2 SGG nicht bei Ansprüchen auf wiederkehrende Leistungen für einen Zeitraum bis zu 13 Wochen (3 Monaten). Dieser Zeitraum deckt sich mit dem Abrechnungsquartal und damit auch dem Prüfquartal, soweit nicht mehrere Quartale in einem Verfahren zusammengefaßt werden. Damit ist die Berufung gegen eine Entscheidung des Sozialgerichtes, mit der ein Prüfbescheid, welcher sich auf ein Abrechnungsquartal bezieht, aufgehoben oder bestätigt wird, nicht zulässig (BSG 11, 102ff, 107). Unberührt von dieser Einschränkung bleibt allerdings die Möglichkeit einer Berufung, mit der ein wesentlicher Mangel des Verfahrens gerügt wird (§ 150 Nr. 2 SGG). Solche wesentliche Verfahrensmängel können sein: Verletzung des Rechts auf Gehör, Unterlassung einer notwendigen Beiladung, Verletzung der Grenzen der freien Beweiswürdigung, Verletzung der Amtsermittlungspflicht, nicht vorschriftsmäßige Besetzung des Gerichtes.
Werden mehrere Abrechnungsquartale in einem Prüfverfahren zusammengefaßt, so ist die Berufungsmöglichkeit gegeben (BSG 11, 102ff, 108).
Gegen ein Urteil des Landessozialgerichtes steht den Beteiligten die Revision an das Bundessozialgericht nur zu, wenn sie im Urteil des Landessozialgerichtes zugelassen worden ist. Die Zulassungsgründe ergeben sich aus § 160 Abs. 2 SGG (grundsätzliche Bedeutung der Rechtssache, Abweichung von einer Entscheidung des BSG, bestimmte Verfahrensmängel). Gegen die Nichtzulassung der Revision besteht die Möglichkeit der Beschwerde an das Bundessozialgericht (Nichtzulassungsbeschwerde; § 161a SGG). Damit sind die möglichen Rechtsmittel gegen Prüfentscheidungen erschöpft.

Anhang

I   Reichsversicherungsordnung, Kassenarztrecht
II Bundesmantelvertrag (RVO Kassen)
III Landesrecht: Satzungen und Prüfvereinbarungen der Kassenärztlichen Vereinigungen
IV Arzt/Ersatzkassenvertrag
V   Auswahl-Richtlinien/Ersatzkassen
VI Arzneimittel-Richtlinien (Auszug)

Überblick über gesetzliche und vertragliche Bestimmungen zur Wirtschaftlichkeit in der Krankenversicherung

Anhang I
Reichsversicherungsordnung, Kassenarztrecht

§ 368e   Wirtschaftliche Behandlungs- und Verordnungsweise

Der Versicherte hat Anspruch auf die ärztliche Versorgung, die zur Heilung oder Linderung nach den Regeln der ärztlichen Kunst zweckmäßig und ausreichend ist (§ 182 Abs. 2 und § 13 Abs. 2 des Gesetzes über die Krankenversicherung der Landwirte). Leistungen, die für die Erzielung des Heilerfolges nicht notwendig oder unwirtschaftlich sind, kann der Versicherte nicht beanspruchen, ein an der kassenärztlichen Versorgung teilnehmender Arzt darf sie nicht bewirken oder verordnen; die Kasse darf sie nachträglich nicht bewilligen. Die Sätze 1 und 2 gelten bei Maßnahmen zur Früherkennung von Krankheiten und bei ärztlichen Maßnahmen nach den §§ 200e und 200f entsprechend.

**§ 368n   Aufgaben der Kassenärztlichen Vereinigungen,
Vergütung der Krankenhaus- und Klinikbehandlung, Prüfungs- und Beschwerdeausschüsse zur Überwachung der Wirtschaftlichkeit**

(1) Die Kassenärztlichen Vereinigungen und die Kassenärztlichen Bundesvereinigungen haben die den Krankenkassen obliegende ärztliche Versorgung in dem in § 368 Abs. 2 bezeichneten Umfang sicherzustellen und den Krankenkassen und ihren Verbänden gegenüber die Gewähr dafür zu übernehmen, daß die kassenärztliche Versorgung den gesetzlichen und vertraglichen Erfordernissen entspricht.

(2) Die Kassenärztlichen Vereinigungen haben die Rechte der Kassenärzte gegenüber den Krankenkassen wahrzunehmen. Sie haben die Erfüllung der den Kassenärzten obliegenden Pflichten zu überwachen und die Kassenärzte nötigenfalls unter Anwendung der in § 368m Abs. 4 vorgesehenen Maßnahmen zu ihrer Erfüllung anzuhalten. Mit Zustimmung der Aufsichtsbehörden können die Vereinigungen weitere Aufgaben der ärztlichen Versorgung, insbesondere für die Ersatzkassen und für andere Träger der Sozialversicherung übernehmen; die Übernahme ist den Bundesausschüssen mitzuteilen. Die Vereinigungen haben auch die ärztliche Versorgung von Personen sicherzustellen, die auf Grund dienstrechtlicher Vorschriften über die Gewährung von Heilfürsorge einen Anspruch auf unentgeltliche ärztliche Versorgung haben, soweit die Erfüllung dieses Anspruchs nicht auf andere Weise gewährleistet ist; die ärztlichen Leistungen sind so zu vergüten, wie die Ortskrankenkasse am jeweiligen Niederlassungsort der Ärzte die kassenärztlichen Leistungen vergütet. Satz 4 gilt entsprechend für ärztliche Untersuchungen zur Durchführung der allgemeinen Wehrpflicht.

(3) Die auf Grund der Zulassung oder der Beteiligung (§ 368a Abs. 8) in Krankenhäusern ausgeführten und in die Gesamtvergütung einbezogenen ärztlichen Sachleistungen werden unbeschadet der Vergütung rein ärztlicher Leistungen zwischen den Kassenärztlichen Vereinigungen und den Krankenhäusern außerhalb des Verteilungsmaßstabes (§ 368f Abs. 1) nach Sätzen vergütet, die zwischen den Kassenärztlichen Vereinigungen und den

Krankenhäusern oder deren Verbänden zu vereinbaren sind. Das gleiche gilt in den Fällen, in denen der leitende Krankenhausarzt als Kassenarzt nicht zugelassen oder nicht an der kassenärztlichen Versorgung beteiligt ist. Die Kassenärztlichen Vereinigungen schließen im Einvernehmen mit den Landesverbänden der Krankenkassen mit den Hochschulen Verträge über die Vergütung für Behandlung von Versicherten in den poliklinischen Einrichtungen der Hochschulen. Diese Verträge müssen den poliklinischen Einrichtungen der Hochschulen die Untersuchung und Behandlung von Versicherten in dem für die Durchführung ihrer Lehr- und Forschungsaufgaben benötigten Umfang gewährleisten.

(4) Die gesetz- und vertragsmäßige Durchführung der kassenärztlichen Versorgung, die Überwachung der kassenärztlichen Tätigkeit und die Verteilung der kassenärztlichen Gesamtvergütung ist Angelegenheit der Kassenärztlichen Vereinigungen, auch soweit es sich um die Durchführung der von den Kassenärztlichen Bundesvereinigungen nach § 368g Abs. 2 Satz 2 geschlossenen Gesamtverträge handelt. Die Kassenärztlichen Bundesvereinigungen haben die erforderlichen Richtlinien für die Durchführung der von ihnen im Rahmen ihrer Zuständigkeit geschlossenen Verträge aufzustellen; sie haben insbesondere die überbezirkliche Durchführung der kassenärztlichen Versorgung und den Zahlungsausgleich hierfür zwischen den Kassenärztlichen Vereinigungen zu regeln. Die Kassenärztlichen Bundesvereinigungen haben Richtlinien über die Betriebs-, Wirtschafts- und Rechnungsführung der Kassenärztlichen Vereinigungen aufzustellen.

(5) Zur Überwachung der Wirtschaftlichkeit der kassenärztlichen Versorgung im einzelnen errichten die Kassenärztlichen Vereinigungen nach näherer Bestimmung der Satzungen Prüfungs- und Beschwerdeausschüsse. Den Ausschüssen gehören Vertreter der Ärzte und Krankenkassen in gleicher Zahl an, wobei den Vorsitz jährlich wechselnd ein Vertreter der Ärzte oder ein Vertreter der Krankenkassen führt, dessen Stimme bei Stimmengleichheit den Ausschlag gibt. Die Vertragsparteien des Gesamtvertrages vereinbaren das Verfahren zur Überwachung und Prüfung der Wirtschaftlichkeit sowie das Verfahren vor den Ausschüssen. Gegen die Entscheidungen der Prüfungsausschüsse können die betroffenen Ärzte, die Landesverbände der Krankenkassen oder die Kassenärztlichen Vereinigungen den Beschwerdeausschuß anrufen. Die Anrufung hat aufschiebende Wirkung. Für das Verfahren finden § 84 Abs. 1 und § 85 Abs. 3 des Sozialgerichtsgesetzes Anwendung. Das Verfahren vor dem Beschwerdeausschuß gilt als Vorverfahren im Sinne des § 78 des Sozialgerichtsgesetzes.

Anhang II

II. Bundesmantelvertrag (RVO Kassen)

§ 23 Ausschuß für Untersuchungs- und Heilmethoden

(1) Bei der Kassenärztlichen Bundesvereinigung wird ein „Ausschuß für Untersuchungs- und Heilmethoden" gebildet, dessen Mitglieder von der Kassenärztlichen Bundesvereinigung berufen werden. Die Bundesverbände der Krankenkassen können als Mitglieder des Auschusses zwei Ärzte benennen. Die Geschäftsführung des Ausschusses liegt bei der Kassenärztlichen Bundesvereinigung.

Anhang

(2) Der Ausschuß nimmt auf Antrag der Kassenärztlichen Bundesvereinigung oder eines Bundesverbandes der Krankenkassen dazu Stellung, ob für eine Untersuchungs- oder Heilmethode, insbesondere für neue Methoden, die in § 368 e RVO bezeichneten Voraussetzungen vorliegen. Seine Stellungnahmen sind von den Ärzten und von den Krankenkassen zu beachten.

(3) Eine neue Untersuchungs- oder Heilmethode sollen die Ärzte im Rahmen der kassenärztlichen Versorgung nicht anwenden, die Krankenkassen sollen die Kosten dafür nicht übernehmen, solange der Ausschuß zu der neuen Methode nicht Stellung genommen hat.

§ 33 Prüfungseinrichtungen, Prüfverfahren

(1) Die kassenärztliche Tätigkeit wird im Hinblick auf die Wirtschaftlichkeit der kassenärztlichen Versorgung durch die Prüfungseinrichtungen der Kassenärztlichen Vereinigungen überwacht.

(2) Prüfungseinrichtungen sind die Prüfungsausschüsse und die Beschwerdeausschüsse (§ 368 n Abs. 5 RVO).

(3) Bei der Prüfung der kassenärztlichen Behandlungs- und Verordnungsweise ist die Wirtschaftlichkeit der gesamten Tätigkeit des Kassenarztes zu berücksichtigen.

(4) Um der Kassenärztlichen Vereinigung die Prüfung der Wirtschaftlichkeit zu ermöglichen, sollen die Krankenkassen und die Kassenärztlichen Vereinigungen die dafür notwendigen Unterlagen auf ihre Kosten erstellen und den Prüfungseinrichtungen der Kassenärztlichen Vereinigung übermitteln. Das Nähere regeln die Partner des Gesamtvertrages.

(5) Der Kassenarzt hat den Prüfungseinrichtungen auf Anforderung alle notwendigen Unterlagen zur Verfügung zu stellen.

§ 34 Prüfung der Behandlungs- und Verordnungsweise

(1) Die der Kassenärztlichen Vereinigung obliegende Prüfung der von den Ärzten ausgeführten Leistungen sowie der von ihnen vorgenommenen Verordnungen und ausgestellten Bescheinigungen hat den Zweck,

a) die vom Arzt eingereichten Honoraranforderungen rechnerisch und gebührenordnungsmäßig zu prüfen und ggf. zu berichtigen,

b) den Arzt hinsichtlich der Wirtschaftlichkeit der Behandlungs- und Verordnungsweise zu beraten,

c) die Honoraranforderungen ärztlich nach Maßgabe der in § 368 e RVO bestimmten Erfordernisse zu überprüfen und ggf. Abstriche an den Honoraranforderungen vorzunehmen,

d) über die von den Krankenkassen gestellten Regreßforderungen wegen unwirtschaftlicher Verordnungsweise zu entscheiden.

(2) Die Prüfung nach a) erfolgt durch die Kassenärztliche Vereinigung, die Prüfung nach b) bis d) durch die Prüfungseinrichtungen der Kassenärztlichen Vereinigung. Ergibt sich im Rahmen einer Prüfung nach b) bis d) die Notwendigkeit einer rechnerischen oder einer gebührenordnungsmäßigen Richtigstellung, so können hierüber die Prüfungseinrichtungen der Kassenärztlichen Vereinigung entscheiden.

(3) Die Prüfungseinrichtungen haben auch den sonstigen Schaden festzustellen, den der Kassenarzt infolge schuldhafter Verletzung kassenärztlicher Pflichten einer Krankenkasse verursacht hat.

(4) Die Schadenersatzforderung ist – soweit möglich – an Hand des einzelnen Falles festzustellen. Statt dessen kann sie nach einem Vomhundertsatz des vom Kassenarzt verursachten Gesamtaufwandes bemessen werden, wenn in Art und Umfang der Leistungen oder Verordnungen insgesamt oder auf Teilgebieten Unwirtschaftlichkeit festgestellt wird.

§ 35 Begleichung von Schadenersatzansprüchen der Krankenkassen

Läßt der Kassenarzt oder eine der Personen, für die er haftet, bei der Erfüllung der kassenärztlichen Pflichten, die nach den Umständen erforderliche Sorgfalt außer acht, so hat die Kassenärztliche Vereinigung der betroffenen Krankenkasse den durch die Nichterfüllung der kassenärztlichen Pflichten entstandenen und durch die Prüfungseinrichtungen gemäß § 34 festgestellten Schaden zu ersetzen, soweit ihr ein Rückgriff gegen den Kassenarzt durch Aufrechnung gegen Honorarforderungen möglich ist. Die Kassenärztliche Vereinigung behält den von den Prüfungseinrichtungen festgestellten Regreß-(Schadens-)Betrag an den Honorarforderungen des Kassenarztes gegen die Kassenärztliche Vereinigung ein und führt ihn – vorbehaltlich einer anderweitigen Entscheidung im Rechtswege – an die Krankenkasse 'b; soweit dies nicht möglich ist, weil Honorarforderungen des Kassenarztes gegen die Kassenärztliche Vereinigung nicht mehr bestehen, tritt die Kassenamtliche Vereinigung den Anspruch auf den Regreß-(Schadens-)Betrag an die Krankenkasse zur unmittelbaren Einziehung ab.

Anhang III

Landesrecht: Satzungen und Prüfvereinbarungen der Kassenärztlichen Vereinigungen

Auszug aus der Satzung der Kassenärztlichen Vereinigung Bremen

1. Zur Überwachung der Wirtschaftlichkeit der kassenärztlichen Versorgung errichtet die Kassenärztliche Vereinigung für den Bereich jeder Bezirksstelle einen Prüfungsausschuß und als Widerspruchsstelle einen Beschwerdeausschuß.

2. Die Geschäfte der Prüfungs- und Beschwerdeausschüsse werden bei den Bezirksstellen der Kassenärztlichen Vereinigung geführt.

3. Die Prüfungs- und Beschwerdeausschüsse entscheiden in der Besetzung mit je drei Vertretern der Ärzte und der Krankenkassen. Den Vorsitz im Ausschuß führt jährlich wechselnd ein Vertreter der Ärzte und ein Vertreter der Krankenkassen. Der Wechsel im Vorsitz findet erstmalig für die Prüfungs- und Beschwerdeausschüsse zum 1. 7. 78 statt. Bis dahin verbleibt es bei dem bestehenden Vorsitz eines Vertreters der Ärzte in den Prüfungs- und Beschwerdeausschüssen.

4. Die Kassenärztliche Vereinigung beruft die Mitglieder der Prüfungs- und Beschwerdausschüsse und die erforderliche Zahl von Stellvertretern. Die Vertreter der Krankenkassen werden auf Vorschlag der Landesverbände der Krankenkassen berufen. Die Berufung eines vorgeschlagenen Vertreters der Krankenkassen kann aus wichtigem Grund abgelehnt werden, wobei die vorschlagenden Landesverbände vorher zu hören sind.

5. Die Amtsdauer der Mitglieder der Prüfungs- und Beschwerdeausschüsse beträgt vier Jahre (Amtsperiode). Die Amtsperiode entspricht derjenigen des Vorstandes der Kassenärztlichen Vereinigung. Die Mitglieder bleiben nach Ablauf der Amtsperiode im Amt, bis ihre Nachfolger eintreten.

6. Die Kassenärztliche Vereinigung kann ein Mitglied eines Prüfungs- und Beschwerdeausschusses abberufen, wenn

    1. das Mitglied selbst die vorzeitige Entbindung von seinem Amt beantragt oder
    2. ein wichtiger Grund für die Abberufung des Mitgliedes besteht, wobei vor der Abberufung eines Vertreters der Krankenkassen die Landesverbände zu hören sind.

7. Die Ausschüsse sind beschlußfähig, wenn mindestens drei Mitglieder, darunter je ein Vertreter der Ärzte und der Krankenkassen, anwesend sind. – Die Ausschüsse beschließen mit Stimmenmehrheit. Bei Stimmengleichheit gibt die Stimme des Vorsitzenden den Ausschlag.

8. Die Mitglieder der Ausschüsse entscheiden in geheimer Beratung weisungsungebunden. Sie haben über den Gegenstand des Verfahrens, den Inhalt der Beratung und über die Abstimmung, auch nach Beendigung ihres Amts, Stillschweigen zu bewahren.

9. Wer als Mitglied des Prüfungsausschusses tätig geworden ist, kann nicht in derselben Sache als Mitglied des Beschwerdeausschusses tätig werden.

10. Ein ärztliches Mitglied darf bei der Überprüfung seiner eigenen kassenärztlichen Tätigkeit nicht mitwirken.

Prüfungsvereinbarung KV Hamburg

§ 1

(1) Zur Überwachung der Wirtschaftlichkeit der kassenärztlichen Versorgung im einzelnen errichtet die KVH vier Prüfungs- und zwei Beschwerdeausschüsse.

(2) Den Ausschüssen gehören jeweils drei Vertreter der Ärzte und drei Vertreter der Krankenkassen an.

§ 2

(1) Die KVH bestimmt eine ausreichende Zahl von Vertretern der Ärzte und die Landesverbände bestimmen gemeinsam eine ausreichende Zahl von Vertretern der Kran-

kenkassen. Die Ausschüsse müssen — erforderlichenfalls in wechselnder Besetzung — so oft zusammentreten können, wie es die fristgerechte Prüfung im Rahmen der vierteljährlichen Honorarabrechnung der KVH erfordert.

(2) Die Vertragsparteien können die von ihnen bestimmten Vertreter aus wichtigem Grund abberufen. Sie werden dieses auf Antrag der anderen Seite tun, wenn ein Vertreter die sachliche Zusammenarbeit in den Ausschüssen gefährdet.

§ 3

(1) Die Mitglieder der Ausschüsse sind bei der Ausübung ihres Amtes an Weisungen nicht gebunden. Über den Hergang der Beratung und die Abstimmung haben sie auch nach Beendigung ihres Amtes Stillschweigen zu bewahren.

(2) Wer als Mitglied in einem Prüfungsausschuß tätig geworden ist, kann nicht in gleicher Sache als Mitglied eines Beschwerdeausschusses tätig werden.

(3) Ein ärztliches Mitglied eines Ausschusses darf bei der Überprüfung seiner eigenen ärztlichen Tätigkeit nicht mitwirken.

(4) Die Mitglieder der Ausschüsse erhalten von den sie entsendenden Körperschaften eine angemessene Entschädigung für ihre Tätigkeit. Die Höhe der Entschädigung richtet sich nach den bei den entsendenden Körperschaften bestehenden Bestimmungen für Entschädigung der Organmitglieder, sofern für die Tätigkeit in den Ausschüssen keine besonderen Regelungen getroffen sind.

§ 4

(1) Den Vorsitz in den Ausschüssen führt jährlich wechselnd ein Vertreter der Ärzte oder ein Vertreter der Krankenkassen. Im Jahre 1978 führt den Vorsitz in den Prüfungsausschüssen ein Vertreter der Ärzte und in den Beschwerdeausschüssen ein Vertreter der Krankenkassen.

(2) Die Ausschüsse sind beschlußfähig, wenn mindestens je zwei Vertreter der Ärzte und der Krankenkassen anwesend sind. Fehlt nur auf einer Seite ein Vertreter, so nehmen an der Abstimmung auf der anderen Seite ebenfalls nur zwei Vertreter teil.

(3) Die Ausschüsse beschließen mit Stimmenmehrheit. Bei Stimmengleichheit entscheidet die Stimme des Vorsitzenden.

§ 5

(1) Die KVH führt die Geschäfte der Ausschüsse. Sie legt die Termine der Ausschußsitzungen nach Abstimmung mit der Geschäftsstelle des Landesverbandes der Ortskrankenkassen Hamburg fest und lädt zu den Sitzungen ein.

(2) Zur Vorbereitung der Sitzungen versendet die KVH die Prüfungsunterlagen an Vertreter der Ärzte, die den Sachverhalt in den Ausschüssen vortragen und einen Beschlußvorschlag machen sollen (Berichterstatter).

Anhang

(3) Die KVH stellt zu den Sitzungen der Ausschüsse Mitarbeiter ihrer Geschäftsstelle, die die Ausschüsse zu beraten, Protokoll zu führen und die Beschlüsse einschließlich der Begründung schriftlich zu formulieren haben. Die Beratung dient insbesondere der Einhaltung der gesetzlichen und vertraglichen Bestimmungen, der Berücksichtigung der Rechtsprechung und einer möglichst einheitlichen Spruchpraxis der Ausschüsse.

§ 6

(1) Die Sitzungen der Ausschüsse sind nicht öffentlich. Nicht als Öffentlichkeit gelten jedoch benannte Vertreter der Ärzte oder Krankenkassen, die über die Zahl der Ausschußmitglieder (§ 1 Abs. 2 dieser Vereinbarung) hinaus anwesend sind. Diese Vertreter der Ärzte oder der Krankenkassen nehmen allerdings nicht an der Beratung und Abstimmung teil. Sie haben ebenfalls über den Hergang der Beratung und die Abstimmung auch nach Beendigung ihres Amtes Stillschweigen zu bewahren.

(2) Der Vorsitzende eröffnet die Sitzung, leitet die Verhandlung, Beratung und Abstimmung. Die Beratung beginnt mit der Darstellung des Sachverhaltes durch den Berichterstatter. Der Vorsitzende hat darauf hinzuwirken, daß der Sachverhalt ausreichend geklärt wird. Jedes Ausschußmitglied kann sachdienliche Fragen stellen und Vorschläge für den Beschluß machen.

(3) Die Ausschüsse erheben die ihnen erforderlich erscheinenden Beweise. Die KVH, die Krankenkassen und ihre Landesverbände sowie der geprüfte Arzt sind verpflichtet, die von den Ausschüssen für erforderlich gehaltenen Unterlagen vorzulegen.

§ 7

(1) Die Ausschüsse prüfen

a) ob die von den Ärzten abgerechneten Leistungen den gesetzlichen und vertraglichen Bestimmungen über die Notwendigkeit und Wirtschaftlichkeit entsprechen,
b) ob die Verordnungen (Arznei-, Verband-, Heil- und Hilfsmittel, Brillen usw.) der Ärzte den gesetzlichen und vertraglichen Bestimmungen über die Notwendigkeit und Wirtschaftlichkeit entsprechen,
c) ob und in welcher Höhe ein sonstiger Schaden der Krankenkasse vorliegt, den der Arzt infolge schuldhafter Verletzung kassenärztlicher Pflichten verursacht hat.

(2) Bei der Prüfung sind alle dem Ausschuß bekannten Umstände, insbesondere Besonderheiten der Praxis des betreffenden Arztes und/oder einzelner Behandlungsfälle zu würdigen und zu berücksichtigen.

§ 8

(1) Zur Vorbereitung der Prüfungen gliedert die Abrechnungsstelle der KVH die vom einzelnen Arzt abgerechneten Leistungen nach folgenden Sparten auf:

a) Beratungen
b) Besuche
c) Allgemeine Leistungen

d) Sonderleistungen
e) phys.-med. Leistungen
f) Laborleistungen
g) Röntgenleistungen
h) Wegegeld
i) Kosten.

(2) Aus der Quartalsabrechnung der Ärzte errechnet die KVH für jede Fachgruppe und für jeden einzelnen Arzt

a) die durchschnittliche Honoraranforderung insgesamt je Behandlungsfall
b) die durchschnittliche Honoraranforderung für jede einzelne Leistungssparte je Behandlungsfall
c) die Häufigkeit der Leistungen in absoluten Zahlen und in Vomhundertsätzen

und stellt diese Unterlagen den Ausschüssen zur Verfügung.

(3) Die KVH kann die Aufteilung der Leistungssparten gem. Abs. 1 im Einvernehmen mit den Landesverbänden ändern.

§ 9

Die KVH führt für jeden Arzt einen Erhebungsbogen. Die Krankenkassen bzw. die Landesverbände haben das Recht, die Erhebungsbögen einzusehen und von ihnen Abschriften (Ablichtungen) auf ihre Kosten fertigen zu lassen.

§ 10

(1) Die Krankenkassen bzw. deren Landesverbände stellen den Ausschüssen für jeden Arzt und für jede Fachgruppe folgende Angaben zur Verfügung:

a) die Zahl der Verordnungen von Arznei-, Verband-, Heil- und Hilfsmitteln, Brillen usw.
b) den Gesamtwert der Verordnungen von Arznei-, Verband-, Heil- und Hilfsmitteln, Brillen usw.
c) die durchschnittliche Zahl der Arbeitsunfähigkeitsfälle je 100 Behandlungsfälle
d) die durchschnittliche Zahl der Arbeitsunfähigkeitstage je 100 Behandlungsfälle
e) die durchschnittliche Zahl der Krankenhausfälle je 100 Behandlungsfälle.

(2) Die Krankenkassen bzw. deren Landesverbände übersenden den Ausschüssen auf Anforderung im Einzelfall folgende Unterlagen:

a) die vom Arzt ausgefüllten Arbeitsunfähigkeitsbescheinigungen
b) die vom Arzt ausgestellten Krankenhauseinweisungen
c) die Verordnungsblätter, sortiert nach der Reihenfolge der Behandlungsausweise bzw. nach Patientennamen.

§ 11

(1) Anträge auf Überprüfung der Verordnungsweise eines Arztes sollen auf ein Kalendervierteljahr beschränkt werden. Sie sind unbeschadet der Regelung nach § 368f Abs. 6 RVO

spätestens neun Monate nach Abschluß des Zeitraumes zu stellen, in dem die zu prüfenden Verordnungen ausgestellt wurden. Die Anträge sind spätestens innerhalb von 12 Monaten nach Abschluß dieses Zeitraumes zu begründen.

(2) Die Anträge werden von den Landesverbänden gestellt. Die zu prüfenden Verordnungen mit den dazugehörenden Behandlungsausweisen sind beizufügen.

(3) Über die Anträge soll innerhalb von drei Monaten nach Eingang der Begründung entschieden werden.

§ 12

Prüfungen, ob ein Arzt einer Kasse einen sonstigen Schaden (§ 23 BMV-Ärzte und § 7 Abs. 1 Buchstabe c dieser Vereinbarung) schuldhaft zugefügt hat, finden nur auf Antrag eines Landesverbandes statt. Der Landesverband hat den Antrag innerhalb von drei Monaten nach Bekanntwerden der den Schaden verursachenden Handlung zu stellen und zu begründen. Der Antrag ist auf eine bestimmte Schadenssumme zu stellen. Die Begründung muß Angaben zur Schadenshöhe enthalten.

§ 13

(1) Stellen die Prüfungsausschüsse in der Abrechnung eines Arztes sachliche oder rechnerische Fehler bzw. sonstige Mängel in einem Umfange fest, der eine ordnungsgemäße Prüfung auf Wirtschaftlichkeit ausschließt, so weisen sie die Abrechnung unter Hinweis auf die Fehler oder Mängel an die Abrechnungsstelle zurück. Das gleiche gilt, wenn die Prüfungsausschüsse begründete Zweifel an der Richtigkeit der Abrechnung haben.

(2) Ergeben sich im Einzelfall Zweifel, ob eine Beanstandung die Wirtschaftlichkeit oder die sachlich/rechnerische Richtigkeit betrifft, so entscheiden die Prüfungsausschüsse über die Zuständigkeit endgültig.

§ 14

(1) Die Prüfungsausschüsse entscheiden darüber, ob die Honorarabrechnung des Arztes im einzelnen oder insgesamt dem Gebot einer nach den Regeln der ärztlichen Kunst zweckmäßigen, ausreichenden und wirtschaftlichen Behandlungsweise (§ 368e RVO) entspricht.

(2) Die Prüfungsausschüsse können eine auf einer Schätzung beruhende Kürzung vornehmen, wenn die durchschnittliche Honoraranforderung eines Arztes je Behandlungsfall den Durchschnittswert seiner Fachgruppe in einem Umfang überschreitet, der eine unwirtschaftliche Behandlungsweise vermuten läßt, und die Unwirtschaftlichkeit sich durch Beispiele aus der Abrechnung des Arztes belegen läßt.

(3) Steht die durchschnittliche Honoraranforderung eines Arztes je Behandlungsfall in einem offensichtlichen Mißverhältnis zu den Durchschnittswerten seiner Fachgruppe, können die Prüfungsausschüsse eine auf einer Schätzung beruhende Honorarkürzung auch ohne Angabe von Beispielen vornehmen.

(4) Kürzungen entsprechend Abs. 2 oder 3 können die Prüfungsausschüsse auch dann vornehmen, wenn die durchschnittliche Honoraranforderung eines Arztes je Behandlungs-

fall nur in einzelnen Leistungssparten (§ 8 dieser Vereinbarung) oder die Abrechnungshäufigkeit einzelner Leistungen die Durchschnittswerte der Fachgruppe übersteigt.

(5) Kürzungen nach den Absätzen 2 bis 4 sind insoweit nicht vorzunehmen, als der Arzt mit den die Durchschnittswerte seiner Fachgruppe übersteigenden Behandlungskosten entsprechende Einsparungen in anderen Bereichen erzielt hat. Entsprechendes gilt, soweit Abweichungen der Behandlungskosten des Arztes von den Durchschnittswerten seiner Fachgruppe durch Besonderheit seiner Praxis gerechtfertigt sind, die insbesondere in der Spezialisierung auf Diagnostik oder Therapie bestimmter Krankheiten und einem dementsprechend zusammengesetzten Patientenkreis liegen können. Solche Besonderheiten sind nur insoweit zu berücksichtigen, als sie aus der Abrechnung des Arztes erkennbar oder von dem Arzt in anderer Weise nachgewiesen sind.

(6) Die Prüfungsausschüsse setzen die Kürzungen unter Würdigung aller ihnen bekannten Umstände fest. Die Kürzungen können sich sowohl auf das Gesamthonorar des Arztes als auch auf sein Honorar in einzelnen Leistungssparten sowie auf einzelne Leistungspositionen beziehen. Ein Ausgleich zwischen den einzelnen Leistungssparten und einzelnen Leistungspositionen ist nur bei Nachweis eines ursächlichen Zusammenhanges zulässig.

(7) Auch wenn die Voraussetzungen der Absätze 2 bis 4 nicht vorliegen, können die Prüfungsausschüsse eine Kürzung beschließen, sofern die Prüfung eine Unwirtschaftlichkeit in einzelnen Behandlungsfällen ergibt. Dabei wird dann das Honorar des Arztes um den tatsächlich festgestellten oder um den geschätzten Mehraufwand gekürzt.

(8) Die Prüfungsausschüsse können im übrigen den Arzt zur Einhaltung einer wirtschaftlichen Behandlungsweise durch Informationen über Anzeichen aus seiner Abrechnung anhalten, die eine Unwirtschaftlichkeit möglich erscheinen lassen, eine Honorarkürzung aber noch nicht rechtfertigen. Das gleiche gilt, wenn der Prüfungsausschuß eine Unwirtschaftlichkeit feststellt, von einer Honorarkürzung aber aus besonderen Gründen absehen will. Die Informationen erfolgen schriftlich ohne Rechtsbehelfsbelehrung. Die Landesverbände der Orts-, Betriebs- und Innungskrankenkassen erhalten je eine Kopie.

§ 15

(1) Die Prüfungsausschüsse entscheiden über Maßnahmen bei unwirtschaftlicher Verordnungsweise nur auf Antrag.

(2) Die Prüfungsausschüsse können einen auf einer Schätzung beruhenden Regreß festsetzen, wenn die durchschnittliche Höhe der Verordnungskosten eines Arztes je Behandlungsfall den Durchschnittswert seiner Fachgruppe in einem Umfang überschreitet, der eine unwirtschaftliche Verordnungsweise vermuten läßt, und die Unwirtschaftlichkeit sich durch Beispiele aus den Verordnungen des Arztes belegen läßt.

(3) Steht die durchschnittliche Höhe der Verordnungskosten eines Arztes je Behandlungsfall in einem offensichtlichen Mißverhältnis zu dem entsprechenden Durchschnittswert der betreffenden Fachgruppe, so können die Prüfungsausschüsse den auf einer Schätzung beruhenden Regreß auch ohne Angabe von Beispielen festsetzen.

(4) Regresse nach den Absätzen 2 und 3 sind insoweit nicht vorzunehmen, als der Arzt mit den die Durchschnittswerte seiner Fachgruppe übersteigenden Verordnungskosten entsprechende Einsparungen in anderen Bereichen erzielt hat. Entsprechendes gilt, soweit

Abweichungen der Verordnungskosten des Arztes von den Durchschnittswerten seiner Fachgruppe durch Besonderheiten seiner Praxis gerechtfertigt sind, die insbesondere in der Spezialisierung auf die Therapie bestimmter Krankheiten und einem dementsprechenden Patientenkreis liegen können. Solche Besonderheiten sind nur insoweit zu berücksichtigen, als sie aus den Verordnungen und den dazugehörigen Behandlungsausweisen erkennbar oder von dem Arzt in anderer Weise nachgewiesen sind.

(5) Die Prüfungsausschüsse setzten die Höhe des Regresses unter Würdigung aller in Betracht kommenden Umstände fest.

(6) Auch wenn die Voraussetzungen der Absätze 2 und 3 nicht vorliegen, können die Prüfungsausschüsse einen Regreß festsetzen, sofern die Überprüfung eine Unwirtschaftlichkeit in einzelnen Behandlungsfällen ergibt. Dabei bezieht sich die Höhe des Regresses entweder auf den tatsächlich festgestellten oder auf den geschätzten Mehraufwand.

(7) Die Prüfungsausschüsse können im übrigen den Arzt zur Einhaltung einer wirtschaftlichen Verordnungsweise durch schriftliche Informationen über Anzeichen aus seinen Verordnungen anhalten, die eine Unwirtschaftlichkeit möglich erscheinen lassen, einen Regreß aber noch nicht rechtfertigen. Das gleiche gilt, wenn der Prüfungsausschuß eine Unwirtschaftlichkeit feststellt, von einem Regreß aber aus besonderen Gründen absehen will.

§ 16

(1) Die Prüfungsausschüsse entscheiden über Maßnahmen bei Feststellung eines sonstigen Schadens nur auf Antrag.

(2) Stellen die Prüfungsausschüsse fest, daß der Arzt einer Krankenkasse infolge schuldhafter Verletzung kassenärztlicher Pflichten einen Schaden zugefügt hat, so beschließen die Prüfungsausschüsse, daß der Arzt der Krankenkasse den Schaden zu ersetzen hat. Über die Höhe des Schadens entscheiden die Prüfungsausschüsse unter Würdigung aller Umstände nach freier Überzeugung.

(3) Die Prüfungsausschüsse haben die Möglichkeit, bei Vorliegen von Umständen, die unter Berücksichtigung der Gesamtumstände eine Pflichtverletzung des Arztes möglich erscheinen lassen, den Arzt über diese Umstände zu informieren.

§ 17

(1) Das Ergebnis des Verfahrens wird in einem Bescheid niedergelegt,
   a) bei Prüfung der Wirtschaftlichkeit der Behandlungsweise, falls eine Honorarkürzung festgesetzt wird,
   b) bei Prüfung der Wirtschaftlichkeit der Verordnungsweise und
   c) bei Prüfung eines sonstigen Schadens.

(2) In dem Bescheid sind die an der Beschlußfassung beteiligten Mitglieder des Prüfungsausschusses, der Tag der Beschlußfassung und die Entscheidung anzugeben. Der Bescheid ist zu begründen. Liegt ein offensichtliches Mißverhältnis bei Prüfung der Wirtschaftlichkeit der Behandlungs- oder Verordnungsweise vor (§ 14 Abs. 3 oder § 15 Abs. 3 dieser Vereinbarung), kann sich die Begründung darauf beschränken, auf das Vorliegen des offensichtlichen

Mißverhältnisses hinzuweisen und die entsprechenden statistischen Daten anzugeben. Der Bescheid ist vom Vorsitzenden zu unterzeichnen und zu den Prüfakten der KVH zu nehmen.

(3) Ausfertigungen der Bescheide sind dem geprüften Arzt, den Landesverbänden der Orts-, Betriebs- und Innungskrankenkassen sowie der KVH mit Rechtsbehelfsbelehrung zu übersenden.

§ 18

Über jede Sitzung der Prüfungsausschüsse ist eine Niederschrift anzufertigen. Die Niederschrift enthält den Sitzungstag, die Namen der an der Sitzung teilnehmenden Vertreter der Ärzte und der Krankenkassen, die Namen der geprüften Ärzte sowie die Beschlüsse des Prüfungsausschusses. Die Niederschrift ist vom Vorsitzenden des Prüfungsausschusses und dem Protokollführer zu unterzeichnen. Die Landesverbände der Orts-, Betriebs- und Innungskrankenkassen erhalten Kopien der Niederschrift.

§ 19

(1) Der Widerspruch gegen einen Beschluß des Prüfungsausschusses ist binnen eines Monats, nachdem der Beschluß dem Beschwerten bekanntgegeben worden ist, schriftlich oder zur Niederschrift bei der geschäftsführenden Stelle der KVH einzulegen. Die Einlegung eines Widerspruches in anderer Form oder an anderer Stelle ist unzulässig.

(2) Ein Widerspruch kann nur schriftlich oder zur Niederschrift eines Ausschusses bzw. der geschäftsführenden Stelle der KVH zurückgenommen werden.

§ 20

(1) Wird der Widerspruch vom Prüfungsausschuß für begründet erachtet, so ist ihm abzuhelfen. Die Entscheidung ist dem Widersprechenden und den übrigen Beteiligten mit einer Begründung mitzuteilen. Gegen den Abhilfebescheid haben diejenigen, die dadurch erstmals beschwert werden, die Möglichkeit des Widerspruches, über den dann unmittelbar der Beschwerdeausschuß entscheidet.

(2) Wird der Widerspruch vom Prüfungsausschuß teilweise für begründet erachtet, so erläßt er einen Teilabhilfebescheid. Dieser ist zu begründen und dem Widersprechenden sowie den übrigen Beteiligten mitzuteilen. Gegen den Teilabhilfebescheid haben diejenigen Beteiligten, die hierdurch erstmals beschwert sind, die Möglichkeit des Widerspruches, über den dann unmittelbar der Beschwerdeausschuß entscheidet.

(3) Soweit der Prüfungsausschuß Widersprüche nicht für begründet erachtet, gibt er sie unverzüglich mit allen Unterlagen zur Entscheidung an den Beschwerdeausschuß ab. Sofern nicht Teilabhilfebescheide nach Abs. 2 zu erteilen sind, erhalten die Beteiligten von der Geschäftsstelle lediglich eine Abgabenachricht.

(4) Über einen Widerspruch soll der Prüfungsausschuß innerhalb von drei Monaten nach Eingang entscheiden.

§ 21

(1) Das Verfahren vor den Beschwerdeausschüssen gilt als Vorverfahren im Sinne des § 78 des Sozialgerichtsgesetzes.

(2) Die Beschwerdeausschüsse überprüfen die angefochtenen Beschlüsse der Prüfungsausschüsse in vollem Umfange hinsichtlich der Rechtmäßigkeit und Zweckmäßigkeit; deshalb gelten für ihr Verfahren die Bestimmungen der §§ 14, 15 und 16 über das Verfahren vor den Prüfungsausschüssen entsprechend.

§ 22

(1) Das Verfahren vor den Beschwerdeausschüssen ist schriftlich, jedoch kann der Vorsitzende des Beschwerdeausschusses die persönliche Anhörung des Arztes anordnen. Ebenso können die übrigen Beteiligten bzw. einer ihrer Vertreter geladen werden. Der Arzt kann seine persönliche Anhörung beantragen. Einem solchen Antrag müssen die Beschwerdeausschüsse stattgeben, es sei denn, sie entscheiden lediglich über die Zulässigkeit eines Widerspruches. Bei Nichterscheinen der Geladenen kann ohne ihre Anhörung entschieden werden, sofern hierauf in der Ladung hingewiesen wurde.

(2) Der betroffene Arzt kann zu seiner Unterstützung einen Kassenarzt oder einen Rechtsanwalt hinzuziehen. Falls erforderlich, können die Beschwerdeausschüsse Sachverständige zu den Verhandlungen laden.

§ 23

Die Beschwerdeausschüsse erlassen Widerspruchsbescheide. Diese sind zu begründen, vom Vorsitzenden des Beschwerdeausschusses zu unterzeichnen und zu den Prüfakten der KVH zu nehmen. Je eine Ausfertigung des Widerspruchsbescheides ist mit einer Rechtsmittelbelehrung versehen dem betroffenen Arzt, den Landesverbänden sowie der KVH zuzustellen. Das Empfangsbekenntnis der KVH kann auf dem Bescheid in den Prüfakten der KVH vermerkt werden.

§ 24

Über jeden Prüfvorgang der Beschwerdeausschüsse ist eine Niederschrift anzufertigen. Die Niederschrift enthält den Sitzungstag, die Namen der am Beschluß teilnehmenden Vertreter der Ärzte und der Krankenkassen im Beschwerdeausschuß, den Namen des geprüften Arztes sowie den Tenor des Beschlusses des Beschwerdeausschusses. Die Niederschrift ist vom Vorsitzenden des Beschwerdeausschusses und dem Protokollführer zu unterzeichnen.

§ 25

Originale der Bescheide und Niederschriften sind mindestens fünf Jahre aufzubewahren.

§ 26

(1) Die Prüfungsvereinbarung kann mit einer Frist von drei Monaten zum Ende eines Kalenderhalbjahres gekündigt werden. Eine Kündigung ist nur wirksam, wenn das

Kündigungsschreiben der Gegenseite vor Beginn der Drei-Monats-Frist mit eingeschriebenem Brief oder durch Boten gegen Empfangsbestätigung zugegangen ist.

(2) Kündigt ein einzelner Landesverband die Prüfungsvereinbarung, so hat die KVH das Recht, die Prüfungsvereinbarung gegenüber den anderen Landesverbänden innerhalb eines Monats zu kündigen, auch wenn ihre Kündigung nicht innerhalb der Frist nach Absatz 1 erfolgt.

Hamburg, den 30. März 1978

Anhang IV
Arzt/Ersatzkassenvertrag

§ 12 Abrechnungsverkehr zwischen Vertragsarzt und KV

1. Die Honorarrechnungen und die dazugehörenden vertraglich vereinbarten Behandlungsausweise sind von den Vertragsärzten bis zum fünften Werktag nach Schluß des Kalendervierteljahres der KV einzureichen, sofern nicht von der KV örtlich ein anderer Termin festgesetzt ist. Die Abrechnung verspätet eingereichter Rechnungen kann die KV bis zur Abrechnung des nächsten Kalendervierteljahres zurückstellen. Im übrigen werden auf die verspätet eingereichten Abrechnungen die bei den KVen geltenden Ordnungsvorschriften angewendet. Die Abrechnung von vertragsärztlichen Leistungen ist nach Ablauf eines Jahres, vom Ende des Kalendervierteljahres an gerechnet, in dem sie erbracht worden sind, ausgeschlossen.
2. Der Vertragsarzt hat zu bestätigen, daß er die abgerechneten Leistungen persönlich erbracht hat (§ 5 Ziffer 7) und daß die von ihm eingereichte Abrechnung sachlich richtig ist.
3. Die KV stellt die Rechnungen des Vertragsarztes rechnerisch und bezüglich der ordnungsgemäßen Anwendung der Gebührenordnung sowie der vertraglichen Bestimmungen richtig.
4. Die KV gibt dem Vertragsarzt vierteljährlich eine Abrechnung über sein Honorar aus diesem Vertrage.
5. Die KV ist berechtigt, diejenigen Abzüge anteilig vorzunehmen, die nach den bei ihr geltenden Vorschriften zulässig sind (z. B. Verwaltungskosten, Beiträge für Alters- und Invalidenversorgung und dgl.).
Die Berücksichtigung der Ersatzkassenhonorare bei Honorarverteilungsmaßstäben für andere Versicherungsträger ist unzulässig.
6. Unbeschadet der Zahlungsfristen des § 13 werden Forderungen eines Vertragsarztes gegen die KV erst fällig, nachdem ggf. die Prüfung gemäß §§ 14, 15 und 17 durchgeführt und ihr Ergebnis rechtswirksam geworden ist. Bis zu diesem Zeitpunkt sind die Zahlungen der KV an die Vertragsärzte aufrechnungsfähige und ggf. rückzahlungspflichtige Vorschüsse.
Bei Beendigung der vertragsärztlichen Tätigkeit (Tod, Verzug, Aufgabe der Praxis,

Anhang

Entzug der Beteiligung) ist die KV verpflichtet, weitere Zahlungen an den Vertragsarzt bzw. dessen Erben ganz oder teilweise so lange auszusetzen, bis festgestellt ist, ob Prüfverfahren gemäß §§ 13 bis 15 und 17 anhängig sind oder Schadenersatzforderungen gemäß 18 angemeldet worden sind. Ist dies der Fall, so hat die KV den rechtswirksamen Abschluß der Prüfverfahren oder eine etwaige Feststellung einer Schadenersatzforderung im Rahmen des § 18 abzuwarten und nach dem Ergebnis dieser Verfahren die Abrechnung mit dem Vertragsarzt bzw. dessen Erben durchzuführen.

§ 13*) Abrechnungsverkehr zwischen KV und Vertragskasse

1. Die Honorarabrechnungen der Vertragärzte werden von der KV den von den Vertragskassen bezeichneten Stellen mit einem Gesamtleistungsnachweis (Mantelrechnung) nach vereinbartem Muster bis zum Ende des dritten Monats nach Schluß des Kalendervierteljahres zugeleitet. Abweichende örtliche Vereinbarungen sind mit Zustimmung der Vertragspartner (§ 1) zulässig. Die KV hat gleichzeitig zu bestätigen, daß ihr zu diesen Honorarabrechnungen die Erklärungen der Vertragsärzte nach § 12 Ziffer 2 vorliegen.
   Für die vom Vertragsarzt abgerechneten Kranken-, Überweisungs- und Belegarztscheine wird von der KV ein Einzelnachweis, aufgegliedert nach den zwischen den Vertragspartnern vereinbarten Leistungsgruppen, erstellt. Die Endsummen der Einzelleistungsnachweise sind in einem Gesamtleistungsnachweis, ebenfalls nach Leistungsgruppen aufgegliedert, zu erfassen. Das Honorar ist nach Mitgliedern, Familienangehörigen der Mitglieder und Rentnern einschließlich ihrer Familienangehörigen für die ambulante und belegärztliche Behandlung getrennt auszuweisen.
   Die Mutterschaftsvorsorge- und Berechtigungsscheine für Früherkennungsmaßnahmen sind in getrennten Einzelnachweisen aufzuführen. Das Honorar ist nach Mitgliedern, Familienangehörigen sowie nach Rentnern einschließlich ihrer Familienangehörigen getrennt auszuweisen.
2. Die Gesamtrechnung ist von den Vertragskassen binnen zehn Tagen nach Zugang an die KV zu bezahlen. Die KV übernimmt die Verteilung der vertragsärztlichen Vergütung nach Maßgabe der von den Vertragsärzten eingereichten und ggf. korrigierten Rechnungen.
3. Direkte Zahlungen der Vertragskassen an Vertragsärzte für Vertragsleistungen sind unzulässig.
4. Berichtigungen von Rechenfehlern, von Fehlern bei der Anwendung der Gebührenordnung und sonstiger derartiger Fehler sind spätestens binnen fünf Monaten nach Rechnungslegung – jeweils nach Kalendervierteljahren getrennt – geltend zu machen.
   Ist die Gebührenordnung in einer aus der Abrechnung nicht erkennbaren Weise falsch angewandt worden, so können nachträglich Berichtigungen binnen drei Monaten nach Kenntnis des Berichtigungsgrundes geltend gemacht werden, jedoch nicht länger als ein Jahr zurück.
   Unberührt bleibt der aus allgemeinen Rechtsgrundsätzen herrührende Anspruch auf Schadenersatz aus unerlaubter Handlung.

---

*) s. Auswahl-Richtlinien

5. Rechnungsberichtigungen und Honorarkürzungen werden im laufenden Kontokorrentverkehr verrechnet und sind ohne Einfluß auf die Zahlungsfristen.
6. Die Vertragskassen leisten bis zum 1. jeden Monats eine Abschlagszahlung auf das Honorar für den vorangegangenen Monat. Die monatliche Abschlagszahlung beträgt 25 % der Honorarsumme des zuletzt abgerechneten ersten Kalendervierteljahres. Abschlagszahlungen unter DM 3000,– entfallen.
Ist eine KV mit ihrer Rechnungslegung (s. Ziffer 1) im Verzug, so können die laufenden Abschlagszahlungen bis zum Eingang der Rechnungen zurückgehalten werden.
7. Zu den bei der Durchführung des Vertrages einschließlich Prüf- und Sozialgerichtsverfahren entstehenden Kosten leisten die Vertragskassen einen Beitrag in Höhe von 1 % der Rechnungssumme.
Bei Ermächtigungsverträgen mit Krankenhäusern nach § 5 Ziffer 3 und bei Verträgen nach § 5 Ziffer 4 kann diese Gebühr nicht berechnet werden.
8. Gehen die Zahlungen einer Vertragskasse später als zehn Tage nach ihrer Fälligkeit gemäß Ziffern 2 und 6 ein, so kann die KV Verzugszinsen in Höhe des jeweiligen Diskontsatzes der Deutschen Bundesbank vom Tage nach der Fälligkeit bis zum Tage des Geldeingangs berechnen.

§ 14*) Prüfung der Behandlungs- und Abrechnungsweise

1. Die Prüfungskommission (§ 15) entscheidet – unbeschadet der Richtigstellung nach § 12 Ziffer 3 durch die KV – darüber, ob die ärztliche Behandlungs- und Abrechnungsweise im einzelnen und insgesamt nach den Regeln der ärztlichen Kunst dem Erfordernis der Notwendigkeit und Wirtschaftlichkeit genügt. Die Prüfungskommission hat ggf. bei der Festsetzung des dem Vertragsarzt zustehenden Honorars Abstriche vorzunehmen.
2. Der Vertragsarzt hat nach Aufforderung seine Abrechnung gegenüber der Prüfungskommission zu begründen. Er hat die erforderlichen Auskünfte zur Unterstützung der Tätigkeit der Prüfungskommission zu erteilen und auf Anforderung der Prüfungskommission alle zur Prüfung notwendigen Unterlagen vorzulegen.
3. Die vorstehenden Bestimmungen über die Prüfung der Behandlungs- und Abrechnungsweise gelten entsprechend für die Notfälle erbrachten Leistungen anderer Ärzte und Krankenhäuser.

§ 15*) Prüfungsverfahren

1. Die KVen bilden für ihren Bereich Prüfungskommissionen und Beschwerdekommissionen, die möglichst den Bereich mehrerer Prüfungskommissionen umfassen sollen.
2. a) Jede Prüfungskommission besteht aus mindestens drei, höchstens fünf Vertragsärzten (oder Ärzten, die Vertragsärzte waren), die – ebenso wie Stellvertreter – von der KV bestellt werden, und einem Vertreter des VdAK mit beratender Stimme. Dieser hat das Recht, auch bei der Beschlußfassung anwesend zu sein.
   b) Jede Beschwerdekommission besteht aus mindestens drei, höchstens fünf Vertragsärzten (oder Ärzten, die Vertragsärzte waren), die – ebenso wie Stellvertreter – von der KV bestellt werden, und einem Vertreter des VdAK mit beratender Stimme. Dieser hat das Recht, auch bei der Beschlußfassung anwesend zu sein.

---
*) s. Auswahl-Richtlinien

Anhang

    c) Sowohl in der Prüfungs- als auch in der Beschwerdekommission kann anstelle eines Vertragsarztes von der KV ein Mitglied bestellt werden, das nicht Vertragsarzt ist.
    d) Mitglieder einer Prüfungskommission können einer Beschwerdekommission nicht angehören.
3. Jede Kommission ist beschlußfähig, wenn mindestens drei der stimmberechtigten Mitglieder anwesend sind.
4. Die Kommissionen können Sachverständige anhören.
5. Die Entscheidung der Prüfungskommission ist — getrennt für jedes Kalendervierteljahr — dem VdAK und dem Vertragsarzt mitzuteilen.
6. Gegen die Entscheidung der Prüfungskommission können binnen zwei Monaten nach Zugang sowohl der betroffene Vertragsarzt als auch der VdAK bei der Prüfungskommission schriftlich Widerspruch einlegen. Die Prüfungskommission gibt dem Vertragsarzt bzw. der Vertragskasse unverzüglich von dem Widerspruch Kenntnis. Wird der Widerspruch für begründet erachtet, so hat ihm die Prüfungskommission abzuhelfen; anderenfalls entscheidet die Beschwerdekommission über den Widerspruch.
7. Das Beschwerdeverfahren ist Vorverfahren im Sinne des SGG.
8. Das Verfahren vor der Beschwerdekommission ist schriftlich, jedoch kann die Beschwerdekommission die persönliche Anhörung des Vertragsarztes beschließen; das gleiche gilt für das Erscheinen eines Vertreters des VdAK. Eine Vertretung in der persönlichen Anhörung des Vertragsarztes ist ausgeschlossen.
Sowohl Vertragsarzt als auch VdAK können ihre persönliche Anhörung beantragen. Einem solchen Antrag muß die Beschwerdekommission stattgeben. Auch bei Nichterscheinen der Geladenen kann ohne ihre Anwesenheit entschieden werden.
9. Die Beschwerdekommission soll binnen zwei Monaten nach Eingang der Beschwerde ihre Entscheidung getroffen haben.
10. Tritt im Beschwerdeverfahren Streit über eine grundsätzliche Frage auf, so kann jeder Beteiligte die Aussetzung des Verfahrens der Beschwerdekommission beantragen. Die Beschwerdekommission hat daraufhin zu prüfen, ob eine Grundsatzfrage vorliegt und bejahendenfalls zunächst ihre Entscheidung auszusetzen und die aufgeworfene Frage an die Arbeitsgemeinschaft gemäß § 19 abzugeben. Nach Eingang der Stellungnahme der Arbeitsgemeinschaft zur Grundsatzfrage trifft die Beschwerdekommission ihre Entscheidung im Einzelfall.
Verneint die Beschwerdekommission die Grundsätzlichkeit der aufgeworfenen Streitfrage, so lehnt sie die Aussetzung ab und entscheidet in der Sache.

Anhang V
Auswahl-Richtlinien/Ersatzkassen

Richtlinien

zur Auswahl von Vertragsärzten für die Einleitung des Prüfverfahrens über die Wirtschaftlichkeit ihrer Behandlungsweise und zur Information von Vertragsärzten über die Höhe ihrer Verordnungskosten

(Beschluß Nr. 151 der Arbeitsgemeinschaft zu §§ 13 bis 15 und 17 des Vertrages in der Fassung des Beschlusses Nr. 270, gültig ab 1.4.1979.)

Der zwischen den Ersatzkassenverbänden und der Kassenärztlichen Bundesvereinigung bestehende Vertrag berechtigt und verpflichtet die Vertragsärzte im Rahmen der ärztlichen Versorgung zu allen Maßnahmen, die nach den Regeln der ärztlichen Kunst zur Erkennung, Heilung und Linderung einer Krankheit zweckmäßig und erforderlich sind. In diesem Rahmen ist durch die Gestaltung des Vertrages und der Gebührenordnung sichergestellt, daß die Versicherten der Ersatzkassen Anspruch auf eine dem gesicherten Stand der medizinischen Wissenschaft entsprechende ärztliche Behandlung und medikamentöse Versorgung haben.

An diesen Grundsätzen haben sich die Regeln des Prüfverfahrens zu orientieren. Die Verpflichtung zur Prüfung obliegt den Kassenärztlichen Vereinigungen. Die Prüforgane haben die Aufgabe, dem geltenden Recht entsprechend im Sinne eines gerechten Interessenausgleichs zwischen der Versichertengemeinschaft insgesamt, dem einzelnen Versicherten und dem Arzt zu wirken.

Für die Auswahl zum Prüfverfahren betr. die Behandlungsweise sowie zur Information betr. die Höhe der Verordnungskosten hat die Arbeitsgemeinschaft (§ 19 Arzt/Ersatzkassenvertrag) die folgenden Richtlinien beschlossen.

Ziel dieser Richtlinien ist es, die sachgerechte Information als Regulativ in den Vordergrund zu stellen und das Prüfverfahren im Rahmen der gefestigten Rechtsprechung praktikabel zu gestalten.

I. Auswahl für die Einleitung des Prüfverfahrens über die Wirtschaftlichkeit der Behandlungsweise

1. **Rechnungslegung nach § 13 Ziffer 1 Arzt/Ersatzkassenvertrag**

   1.1 Der Gesamtleistungsnachweis (Mantelrechnung) ist nach einem einheitlichen Schema zu gestalten. Aus der Gliederung muß für jeden Arzt, jede Fachgruppe und für alle Ärzte im einzelnen hervorgehen:

1.1.1	Grundleistungen	(Abschnitt B I)
1.1.1.1	Beratungen	(Nrn. 1–4a)
1.1.1.2	Besuche	(Nrn. 5–8b)
1.1.2	Allgemeine Leistungen	(Abschnitt B II, Nrn. 9, 10, 13–18, 20, 55, 56)

Anhang

1.1.3	Allgemeine und spezielle Sonderleistungen	(Abschnitte B III, C, D, F bis L)
1.1.4	Phys.-med. Leistungen	(Abschnitt E)
1.1.5	Laboratoriumsleistungen, Histologie, Zytologie und Zytogenetik	(Abschnitte M und N)
1.1.6	Röntgenleistungen und Radionuklide	(Abschnitt O)
1.1.7	Wegegebühren	(Abschnitt B II, Nrn. 11 und 12)
1.1.8	Sonstige Leistungen	(Portokosten [A II § 9a], Kosten für radioaktive Stoffe [A II § 9b], Versandkostenpauschale [Nrn. 18a–18d] usw.)

1.1.9 Gesamtbetrag

1.2 Neben dem Gesamtleistungsnachweis erhält jede Vertragskasse den Einzelnachweis (Einzelabrechnung) je Arzt.

2. **Statistiken**

2.1 Die Kassenärztlichen Vereinigungen stellen dem VdAK-Ortsausschuß nach Abschluß der jeweiligen Quartalsabrechnung folgende Unterlagen in mindestens zweifacher Ausfertigung zur Verfügung:
   1. Leistungsgruppenübersicht (Gesamtübersicht) je Arzt und Fachgruppe
   2. Gebührennummernübersicht (Häufigkeitsstatistik) je Arzt und Fachgruppe.

2.2 Der Aussagewert dieser Übersichten muß in etwa den als Anlagen 1 und 2 beigefügten Mustern entsprechen.

3. **Auswahl zur Rechnungsprüfung nach § 14 Ziffer 1 Arzt/Ersatzkassenvertrag**

3.1 Die Auswahl zur Rechnungsprüfung hat sich zu erstrecken auf

3.1.1 Honorarabrechnungen, deren Gesamtfallwert den Gruppenfallwert (Fachgruppendurchschnitt)
   1. um mehr als 150% der mittleren Abweichung überschreitet, sofern die KV die statistische Abweichung nach der Gaußschen Normalverteilung berechnet, oder
   2. um mehr als 40% überschreitet, sofern die statistische Abweichung nach der herkömmlichen Methode errechnet wird;

3.1.2 Honorarabrechnungen, bei denen in den einzelnen Leistungsgruppen der Fallwert den Gruppenfallwert
   1. um mehr als 300% der mittleren Abweichung überschreitet, sofern die KV die statistische Abweichung nach der Gaußschen Normalverteilung berechnet, oder
   2. um mehr als 80% überschreitet, sofern die statistische Abweichung nach der herkömmlichen Methode errechnet wird;

3.1.3 Honorarabrechnungen bei erheblicher Überschreitung des Gruppenfallwertes der einzelnen Leistung, bezogen auf vergleichbare Gruppen;

3.1.4 Honorarabrechnungen, bei denen die KV aus anderen Gründen eine Prüfung für notwendig hält.

3.2.1 Die Namen der Vertragsärzte, deren Honorarabrechnungen nach den in 3.1.1 bis 3.1.4 genannten Kriterien auszuwählen sind, werden in einem Protokoll genannt, das dem VdAK-Ortsausschuß in doppelter Ausfertigung zugeht. Soweit im Ausnahmefall bei einem Vertragsarzt auf Grund anzuerkennender Praxisbesonderheiten ein Prüfverfahren nicht eingeleitet werden soll, wird im Protokoll eine entsprechende Begründung gegeben.

3.2.2 Die Anerkennung von Praxisbesonderheiten gemäß 3.2.1 erfolgt im Einvernehmen zwischen VdAK-Ortsausschuß und KV.

4. **Information der Vertragsärzte und der VdAK-Ortsausschüsse durch die Prüfungskommission**

4.1 Die Tätigkeit der Prüfungskommission nach § 14 Ziffer 1 des Vertrages erstreckt sich zunächst auf die sachgerechte Information bei Überschreitung der Gruppenfallwerte insgesamt, der einzelnen Leistungsgruppen bzw. der einzelnen Leistung. Soweit im Ausnahmefall bei einem Vertragsarzt auf Grund anzuerkennen der Praxisbesonderheiten die sachgerechte Information unterbleiben kann, wird im Protokoll eine entsprechende Begründung gegeben.

4.2 Entscheidungen nach § 14 Ziffer 1 werden von der Prüfungskommission erst getroffen, wenn der betroffene Vertragsarzt über die Höhe der Überschreitung des Gruppenfallwertes insgesamt, der einzelnen Leistungsgruppen bzw. der einzelnen Leistung ausreichend informiert war und dennoch keine Änderung seiner Behandlungsweise eingetreten ist.

4.3 Ausreichend informiert sind Vertragsärzte, die wiederholt in den der Prüfung voraufgegangenen Quartalen unterrichtet oder von Maßnahmen nach § 14 Ziffer 1 des Vertrages betroffen wurden.

4.4 Die Namen der mündlich informierten Vertragsärzte werden dem VdAK-Ortsausschuß unter Angabe der Beanstandungsgründe mitgeteilt.

4.5 Für die schriftliche Information sind die als Anlagen beigefügten Standardmuster (Informationen Behandlungsweise Nr. 1 und 2) zu verwenden. Die Durchschriften der Informationen sind dem VdAK-Ortsausschuß in zweifacher Ausfertigung zuzuleiten.

4.6 Jede zweite Information eines Vertragsarztes ist ausreichend, Maßnahmen gemäß § 14 des Vertrages auszulösen, gleichgültig, ob die jeweilige Information sich auf die Überschreitung der Gruppenfallwerte insgesamt, der einzelnen Leistungsgruppen oder einzelner Leistungen bezieht.
Eine je zweimalige Information pro Leistungssparte ist hierfür nicht vorgesehen und auch nicht erforderlich.

4.7 Steht jedoch die Quartalsabrechnung eines Vertragsarztes (gemäß 3.1.1 bis 3.1.3) in einem offensichtlichen Mißverhältnis zu den Durchschnittswerten seiner Fachgruppe, kann die Prüfungskommission auch ohne vorherige Information nach Ziff. 4.2, 4.3, 4.5 Honorarkürzungen vornehmen.

Anhang

5. **Honorarwidersprüche nach § 15 Ziffer 6 Arzt/Ersatzkassenvertrag**

   Die Prüfung und Entscheidung der Prüfungskommission nach § 14 Ziffer 1 des Vertrages macht Widersprüche nach § 15 Ziffer 6 des Vertrages seitens des VdAK-Ortsausschusses entbehrlich, soweit die Entscheidungen der Prüfungskommission den Erwartungen der Vertragspartner im Sinne dieser Richtlinien der Arbeitsgemeinschaft entsprechen. Sind Honorarwidersprüche dennoch zweckmäßig, soll darüber in der Regel zunächst mit der KV bzw. der Prüfungskommission ein Gespräch gegebenenfalls mit dem Ziel weitergehender Maßnahmen nach § 14 Ziffer 1 des Vertrages für künftige Quartale und/oder einer gezielteren Information des Vertragsarztes geführt werden.

II. Information der Vertragsärzte über die Höhe ihrer Verordnungskosten

1. Die Information der Vertragsärzte über die Höhe ihrer Verordnungskosten steht auch im Vordergund der Arzneiprüfung;

1.1 Bei Überschreitung des Gruppenfallwertes der Verordnungskosten

1.1.1 um mehr als 40 % wird der Vertragsarzt unter Angabe der Höhe seines Fallwertes, des Gruppenfallwertes sowie der prozentualen Überschreitung schriftlich informiert,

1.1.2 um mehr als 70 % werden dem Vertragsarzt möglichst im Rahmen einer persönlichen Anhörung das Ausmaß seiner Überschreitung sowie Art und Umfang seiner Verordnungsweise unter Berücksichtigung seiner Behandlungsweise in geeigneter Form dargelegt; wenn notwendig, wird er zu einer wirtschaftlichen Verordnungsweise angehalten.

1.2 Dem Vertragsarzt wird bekanntgegeben, daß die Information nach 1.1.1 bzw. 1.1.2 zur Abwendung von Prüfmaßnahmen, gegebenenfalls eines Schadenersatzes, stattfindet.

1.3 Die Namen der informierten Vertragsärzte werden dem VdAK-Ortsausschuß mitgeteilt; desgleichen, ob es sich um eine schriftliche Information nach 1.1.1 oder um eine persönliche Anhörung nach 1.1.2 gehandelt hat. Für die schriftliche Information sind die als Anlagen beigefügten Standardmuster (Informationen Arzneiverordnungsweise Nr. 1 und 2) zu verwenden.

1.4 Sofern die Information als Regulativ wirkt, wird der VdAK-Ortsausschuß von Prüfungsanträgen nach § 17 Ziffer 1 des Vertrages absehen. Ausreichend informiert sind Vertragsärzte, die wiederholt von Maßnahmen nach § 17 Ziffer 4 bzw. § 17 Ziffer 5 des Vertrages betroffen waren.

1.5 Der VdAK-Ortsausschuß wird den Kassenärztlichen Vereinigungen in einer Arzneikostenstatistik den Gruppenfallwert und den Fallwert aller Vertragsärzte zur Verfügung stellen.

1.6 Steht jedoch die Verordnungsweise eines Vertragsarztes in einem offensichtlichen Mißverhältnis zu den Verordnungen seiner Fachgruppe, kann die Prüfungskommission auf Antrag des VdAK auch ohne vorherige Information nach Ziff. 1.1, 1.2 feststellen, in welcher Höhe Schadenersatz zu leisten ist.

1.7 Das Recht, Prüfanträge wegen Unwirtschaftlichkeit im Einzelfall zu stellen, bleibt unberührt.

Anlage zu Beschluß Nr. 151 in der ab 1. 4. 1979 gültigen Fassung (I. 4.5) Text der Vorderseite „Information Behandlungsweise Nr. 1"

Information Behandlungsweise Nr. 1   Datum

Kassenärztliche Vereinigung   Dr. med.
                                Arztnummer:

Information über Ihre Ersatzkassen-Honorarabrechnung (Quartal: ...)

Sehr geehrte(r)

Die Versicherten der Ersatzkassen haben einen Anspruch auf eine dem gesicherten Stand der medizinischen Wissenschaft entsprechende ärztliche Behandlung und medikamentöse Versorgung. Dabei ist jedoch eine wirtschaftliche Behandlungs- und Verordnungsweise zu beachten.

Die sachgerechte Information der Vertragsärzte über ihre Honorar- und Arzneikosten steht im Vordergrund der Wirtschaftlichkeitsprüfung nach dem Arzt-/Ersatzkassenvertrag.

Es ergaben sich bei ihrer Honorarabrechnung im Vergleich zu Ihrer Fachgruppe folgende Zahlen:

Leistungssparte (s. Rückseite)	Fallwerte		Überschreitung
	Vertragsarzt DM	Fachgruppe DM	%
Bemerkungen:			

Diese Information soll Ihnen die Möglichkeit geben, Ihre Behandlungsweise auf Notwendigkeit und Wirtschaftlichkeit zu überprüfen und erforderlichenfalls zu korrigieren, da es im gemeinsamen Interesse liegt, Honorarkürzungen zu vermeiden.

Mit kollegialer Hochachtung

Anhang

Anlage zu Beschluß Nr. 151 in der ab 1. 4. 1979 gültigen Fassung (I. 4.5) Text der Vorderseite „Information Behandlungsweise Nr. 2"

Information Behandlungsweise Nr. 2, soweit sie von Information Nr. 1 abweicht:

Diese Information soll Ihnen noch einmal die Möglichkeit geben, Ihre Behandlungsweise auf Notwendigkeit und Wirtschaftlichkeit zu überprüfen und zu korrigieren, da nach der gefestigten Rechtsprechung bei einer solchen Überschreitung des Gruppenfallwertes bereits eine unwirtschaftliche Behandlungsweise vermutet werden kann.

Wir weisen darauf hin, daß die Nichtberücksichtigung der vorstehenden Information die Möglichkeit von Prüfmaßnahmen, insbesondere eine Honorarkürzung, zur Folge haben kann.

Mit kollegialer Hochachtung

Text der Rückseite „Information Behandlungsweise Nr. 1"

Text der Rückseite „Information Behandlungsweise Nr. 2"

Leistungssparte*)

1. Grundleistungen (Abschnitt B I)
   - a) Beratungen (Nrn. 1 – 4a)
   - b) Besuche (Nrn. 5 – 8b)

2. Allgemeine Leistungen (Abschnitt B II Nrn. 9, 10, 13 – 18, 20, 55, 56)

3. Allgemeine und spezielle Sonderleistungen (Abschnitte B III, C, D, F bis L)

4. Phys.-med. Leistungen (Abschnitt E)

5. Laboratoriumsleistungen, Histologie, Zytologie und Zytogenetik (Abschnitte M und N)

6. Röntgenleistungen und Radionuklide (Abschnitt O)

7. Wegegebühren (Abschnitt B II, Nrn. 11 und 12)

8. Sonstige Leistungen (Portokosten [A II §9a], Kosten für radioaktive Stoffe [A II §9b], Versandkostenpauschale [Nrn. 18a – 18d] usw.)

9. Gesamtbetrag

*) Hinweise außerhalb der Vergleichszahlen der Gruppen 1 bis 9 erfolgen unter „Bemerkungen".

Anhang

Anlage zu Beschluß Nr. 151 in der ab 1.4.1979 gültigen Fassung (II. 1.3)

Information Arzneiverordnungsweise Nr. 1
Information Arzneiverordnungsweise Nr. 2 (Datum)

Kassenärztliche Vereinigung Dr. med.
Arztnummer:

Information über ihre Arzneiverordnungsweise in der Ersatzkassenpraxis (Quartal: ...)

Sehr geehrte(r)

Die Versicherten der Ersatzkassen haben einen Anspruch auf eine dem gesicherten Stand der medizinischen Wissenschaft entsprechende ärztliche Behandlung und medikamentöse Versorgung. Dabei ist jedoch eine wirtschaftliche Behandlungs- und Verordnungsweise zu beachten.

Die sachgerechte Information der Vertragsärzte über ihre Honorar- und Arzneikosten steht im Vordergrund der Wirtschaftlichkeitsprüfung nach dem Arzt-/Ersatzkassenvertrag.

Es ergaben sich bei ihrer Arzneiverordnungsweise in der Ersatzkassenpraxis folgende Zahlen:

Vergleichszahlen		Überschreitung
Vertragsarzt DM	Fachgruppe DM	%

Bemerkungen:

Nr. 1

Diese Information soll Ihnen die Möglichkeit geben, Ihre Verordnungsweise auf Notwendigkeit und Wirtschaftlichkeit zu überprüfen und erforderlichenfalls zu korrigieren, da es im gemeinsamen Interesse liegt, die vertragsrechtlich möglichen Schadenersatzansprüche zu vermeiden.

Mit kollegialer Hochachtung

Nr. 2

Diese Information soll Ihnen noch einmal die Möglichkeit geben, Ihre Verordnungsweise auf Notwendigkeit und Wirtschaftlichkeit zu überprüfen und zu korrigieren, da nach der gefestigten Rechtsprechung bei einer solchen Überschreitung des Gruppenfallwertes bereits eine unwirtschaftliche Verordnungsweise vermutet werden kann.

Wir weisen darauf hin, daß bei Nichtberücksichtigung der vorstehenden Information gemäß § 17 des Vertrages die Möglichkeit besteht, Antrag auf Prüfung der wirtschaftlichen Verordnungsweise zu stellen, der einen Schadenersatz zur Folge haben kann.

Mit kollegialer Hochachtung

Anhang VI
Arzneimittel-Richtlinien (Auszug)

6. Nicht jede Behandlung erfordert ein Rezept. Vor der Verordnung von Arzneimitteln soll der Arzt prüfen, ob entsprechend dem Gebot der Wirtschaftlichkeit der gleiche Behandlungserfolg durch andere Maßnahmen (z. B. hygienische, diätetische) erreicht werden kann.

7. Die Krankenkassen haben die Anspruchsberechtigten allgemein und soweit nötig im Einzelfall darüber aufzuklären,
> daß sie Anspruch auf eine nach den Regeln der ärztlichen Kunst zweckmäßige und ausreichende Versorgung mit Arzneimitteln haben,
> daß sie jedoch die Verordnung von Arzneimitteln, die für die Heilung oder Linderung der vorliegenden Erkrankung nicht notwendig oder unwirtschaftlich sind, nicht beanspruchen können und ihnen die Ärzte solche Arzneimittel auf Kosten der Krankenkassen nicht verordnen und die Krankenkassen sie nicht nachträglich bewilligen dürfen,
> daß sie die bevorratende Verordnung von Arzneimitteln, die z. B. zur normalen Ausstattung einer Haus- oder Reiseapotheke gehören, nicht beanspruchen können,
> daß vorbeugende Schutzimpfungen und vorbeugende Serumgaben, ausgenommen bei Verletzten (Tetanus, Tollwut) sowie bei Hepatitis-Kontaktpersonen, nicht zu Lasten der Krankenkassen erfolgen können,
> daß ihnen nur Arzneimittel, deren Wirksamkeit für die Behandlung auch in der handelsüblichen Zubereitung hinreichend gesichert ist, verordnet werden dürfen,
> daß ihnen Mittel, die unter die Nummer 21 dieser Richtlinien fallen, vom Arzt nicht oder nur unter den dort genannten Voraussetzungen zu Lasten der Krankenkasse verordnet werden dürfen.

8. Der Arzt hat den Anspruchsberechtigten — soweit nötig — im Einzelfall ebenfalls auf die in Nummer 7 genannten Beschränkungen hinzuweisen.

9. Die Verordnungsweise des Arztes wird im Hinblick auf ihre Wirtschaftlichkeit von den zuständigen Ausschüssen überprüft; dabei soll die Arzneimittelverordnung des Arztes stets im Zusammenhang mit seiner Gesamttätigkeit bewertet werden.

Auswahl der Arzneimittel

10. Für die Wirtschaftlichkeit einer Arzneimittelverordnung ist vor dem Preis der therapeutische Nutzen entscheidend. Die Wirtschaftlichkeit einer Behandlung ist zu beurteilen nach dem Verhältnis ihrer Kosten zum Heilerfolg; dabei ist auch die für die Erreichung des Heilerfolges erforderliche Zeit zu beachten. Die Berücksichtigung der Wirtschaftlichkeit bei der Verordnung von Arzneimitteln besagt nicht, daß nur einfache und billige Arzneimittel verordnet werden dürfen; auch die Verordnung von teuren Arzneimitteln kann im Hinblick auf die Art der Erkrankung und die Umstände des Krankheitsfalles wirtschaftlich sein. Der Arzt soll jedoch stets prüfen, ob sich der angestrebte Erfolg auch durch preisgünstigere Arzneimittel erreichen läßt.
Die Verordnung von Kombinationspräparaten kann unwirtschaftlich sein, so z. B. wenn weder durch die einzelnen Komponenten noch mit deren Synergismus eine Steigerung des

therapeutischen Nutzens oder eine Verminderung von unerwünschten Wirkungen verbunden ist, besonders dann, wenn die Kombination unnötige Bestandteile enthält.
Eine gleichzeitige Verordnung mehrerer pharmakologisch gleichsinnig wirkender Arzneimittel kann nur sinnvoll sein, wenn durch sie ein therapeutisch zweckmäßiger Synergismus bewirkt bzw. unerwünschte Wirkungen gemindert oder vermieden werden.

11. Die Wirtschaftlichkeit einer Verordnung setzt voraus, daß das verordnete Arzneimittel in seiner handelsüblichen Zubereitung hinsichtlich seines therapeutischen Nutzens durch den Hersteller ausreichend gesichert ist. Erprobungen von Arzneimitteln auf Kosten des Versicherungsträgers sind unzulässig.

12. Die Kassenärztlichen Vereinigungen beraten die an der kassenärztlichen Versorgung teilnehmenden Ärzte hinsichtlich einer nach den Regeln der ärztlichen Kunst zweckmäßigen, ausreichenden und wirtschaftlichen Arzneiverordnung.

13. Bestehen Zweifel an dem therapeutischen Nutzen eines Arzneimittels oder einer Arzneimittelgruppe, können die Kassenärztlichen Vereinigungen zum Zwecke der Beratung der Kassenärzte sachverständige Auskünfte oder gutachtliche Stellungnahmen einholen. Die Ergebnisse der Auskünfte oder gutachtlichen Stellungnahmen sind der Kassenärztlichen Bundesvereinigung mitzuteilen.

14. Die Kassenärztliche Bundesvereinigung soll eine sachverständige Auskunft oder eine gutachtliche Stellungnahme einholen, wenn dies eine Kassenärztliche Vereinigung oder ein Bundesverband der Krankenkassen anregt.

15. Die der Kassenärztlichen Bundesvereinigung zugegangenen oder von ihr eingeholten Auskünfte und gutachtlichen Stellungnahmen können durch die Kassenärztlichen Vereinigungen allen an der kassenärztlichen Versorgung teilnehmenden Ärzten und allen Krankenkassen bekanntgegeben werden, soweit dies zur Beratung nach Nummer 12 erforderlich ist.

16. Arzneimittel, deren therapeutisch wirksame Bestandteile nicht gemäß § 10 Abs. 1 Nr. 8 des Arzneimittelgesetzes (AMG) qualitativ und quantitativ deklariert sind, dürfen im Rahmen der kassenärztlichen Versorgung nicht verordnet werden. Die Arzneimittel, deren Wirkstoffgehalt in den Ausgangsprodukten Schwankungen unterworfen ist, sollen nur verordnet werden, wenn der Hersteller eine standardisierte biologische Einstellung des Wirkstoffgehaltes vorgenommen und deklariert hat.

17. Von gleichartig wirkenden Arzneimitteln ist unter Berücksichtigung der Qualität, der Unbedenklichkeit und, soweit erforderlich und möglich, der Bioverfügbarkeit das nach Form und Menge dem Gebot der Wirtschaftlichkeit entsprechende zu verordnen.

18. Es kann kostensparend sein, Arzneimittel nicht mit dem wortgeschützten Namen, sondern unter ihren chemischen Namen oder unter dem internationalen Freinamen der Weltgesundheitsorganisation zu verschreiben, wobei die unter Nummer 17 genannten Gesichtspunkte zu berücksichtigen sind.

19. Es dürfen nur solche Arzneimittel verordnet werden, die allgemein in Apotheken bezogen werden können.

20. Gegenüber Verordnungswünschen der Versicherten ist Zurückhaltung geboten, insbesondere bei Arzneimitteln, für die nicht nur in Fachkreisen geworben wird, weil erfahrungs-

Anhang

gemäß die Publikumswerbung zu einem das therapeutisch notwendige Maß übersteigenden Arzneimittelverbrauch anreizt und damit gesundheitliche Gefahren mit sich bringt.

21. Da sie entweder keine Arzneimittel sind oder ihre Verordnung den Bestimmungen des § 368e RVO widerspricht, dürfen zu Lasten der Krankenkassen nicht oder nur unter den nachstehenden Voraussetzungen verordnet werden:

a) Genußmittel, sämtliche Weine (auch medizinische Weine) und der Wirkung nach ähnliche, Weingeist als einen wesentlichen Bestandteil enthaltende Mittel (ausgenommen Tinkturen im Sinne des Deutschen Arzneibuches und tropfenweise einzunehmende weingeisthaltige Arzneimittel)

b) Mineralwässer und andere Wässer

c) Kosmetika, insbesondere Mittel, die zur Reinigung und Pflege oder Färbung der Haut, des Haares, der Nägel, der Zähne, der Mundhöhle usw. dienen

d) Badezusätze ohne nachgewiesene therapeutische Wirksamkeit

e) Mittel, die der Veränderung der Körperform (z. B. Entfettungscreme, Busencreme) dienen

f) Mittel, die ausschließlich der Anreizung und Verstärkung des Sexualtriebes dienen sollen

g) Mittel gegen Nikotinmißbrauch

h) Arzneimittel, bei denen die Gefahr besteht, daß sie wegen ihrer wohlschmeckenden Zubereitungsform als Ersatz für Süßigkeiten genossen werden. Die Verordnung von Saftzubereitungen ist bei Erwachsenen, von Ausnahmen abgesehen, nicht zulässig

i) Würz- und Süßstoffe, Obstsäfte, Lebensmittel im Sinne des § 1 des Lebensmittel- und Bedarfsgegenständegesetzes (LMBG)*), Krankenkost- und Diätpräparate, sofern letztere nicht der notwendigen Behandlung von angeborenen Enzymmangelkrankheiten dienen

j) Abmagerungsmittel

k) Abstillmittel, es sei denn, es liegt eine medizinische Indikation vor

l) Anabolika —
ausgenommen parenteral: bei Osteoporose, bei Leberzirrhose, bei schwer verlaufenden konsumierenden Erkrankungen, bei chronisch-hochdosierter Glucocorticoidtherapie
ausgenommen oral: bei aplastischem Syndrom

m) Psychotonika, Stimulantien, ausgenommen bei Narkolepsie und schwerer Zerebralsklerose

n) Zellulartherapeutika

o) Geriatrika, soweit sie der Beeinflussung physiologischer Alterserscheinungen dienen

p) Roborantien, Tonika

q) Insekten-Abschreckmittel

r) Vitaminpräparate, ausgenommen bei Vitaminmangelzuständen (z. B. bei Strahlenbehandlung, antibiotischer Therapie, Neuropathie)

---

*) **§ 1 LMBG**
(1) Lebensmittel im Sinne dieses Gesetzes sind Stoffe, die dazu bestimmt sind, in unverändertem, zubereitetem oder verarbeitetem Zustand von Menschen verzehrt zu werden; ausgenommen sind Stoffe, die überwiegend dazu bestimmt sind, zu anderen Zwecken als zur Ernährung oder zum Genuß verzehrt zu werden.
(2) Den Lebensmitteln stehen gleich ihre Umhüllungen, Überzüge oder sonstigen Umschließungen, die dazu bestimmt sind, mitverzehrt zu werden, oder bei denen der Mitverzehr vorauszusehen ist.

Anhang

Die nach § 368 p Absatz 8 RVO*) von der Verordnungsfähigkeit zu Lasten der Krankenkassen ausgenommenen Arzneimittel werden in besonderen Richtlinien bestimmt.

22. Mittel, die ausschließlich der Empfängnisverhütung dienen sollen, dürfen in der kassenärztlichen Versorgung nicht zu Lasten der Krankenkassen verordnet werden (Abschnitt B Nr. 8 der Sonstige-Hilfe-Richtlinien bleibt unberührt).

23. Die zu verordnende Menge hängt in erster Linie von der Art und Dauer der Erkrankung ab. Bei akuten Erkrankungen führt die Verordnung einer zu großen Menge leicht zur Arzneimittelvergeudung, bei chronischen Krankheiten kann die Verordnung von großen Mengen wirtschaftlicher sein als wiederholte Verordnungen kleiner Mengen.

Wirkung und Verträglichkeit im Einzelfall vorausgesetzt, sind z. B. Herzglykoside, orale Antidiabetika, Tuberkulostatika, Antikonvulsiva, Antihypertensiva für eine Verordnung in großen Packungen geeignet. Um die Verträglichkeit und Wirkung zu prüfen, empfiehlt sich zunächst die Verordnung von Kleinpackungen.

Bei Verordnungen sind Art und Menge der vom Kranken bereits verbrauchten Arzneimittel zu berücksichtigen. Vor jeder Wiederholung von Arzneimittelverordnungen soll der Arzt prüfen, ob eine Wiederholung erforderlich ist und verantwortet werden kann und ob die verbrauchte Menge mit der vorgesehenen Anwendungszeit übereinstimmt. Dabei ist einmal auf Arzneimittelmißbrauch im Sinne einer Gewöhnung oder einer Arzneimittelabhängigkeit zu achten, zum anderen auf Möglichkeiten einer Gefährdung des Patienten.

Der Arzt soll Art und Menge der Verordnung in seinen Behandlungsunterlagen aufzeichnen.

24. Zur wirtschaftlichen Verordnungsweise gehört auch die Verpflichtung des Arztes, sich im Rahmen des Möglichen über die Preise der von ihm verordneten Arzneimittel zu unterrichten.

Hierzu dient auch die nach § 368 p Abs. 1 Satz 2 RVO vorgeschriebene Zusammenstellung von Arzneimitteln, die Bestandteil dieser Richtlinien ist. Sie soll dem Kassenarzt einen Preisvergleich und die Auswahl therapiegerechter Verordnungsmengen ermöglichen. Der Bundesausschuß beschließt das Muster der „Preisvergleichsliste" mit Vorbemerkungen, Grundsätzen für deren Aufstellung und Hinweisen für deren Gebrauch als Anlage zu diesen Richtlinien).

Die Aufnahme von Arzneimitteln in die Preisvergleichsliste und die Aktualisierung dieser Liste erfolgt im Auftrag und nach Weisung des Bundesausschusses durch die Kassenärztliche Bundesvereinigung nach Maßgabe des beschlossenen Musters und in Vollzug der vorgenannten Grundsätze. Die laufende Abstimmung mit der Kassenärztlichen Bundesvereinigung übernimmt ein vom Bundesausschuß eingesetzter Arbeitsausschuß.

Die Preisvergleichsliste ist den an der kassenärztlichen Versorgung teilnehmenden Ärzten und den Landesverbänden der Krankenkassen zu übermitteln. Sie ist durch die Kassenärztliche Bundesvereinigung den Spitzenorganisationen der Arzneimittelhersteller und Apotheker auf Verlangen zur Verfügung zu stellen.

---

*) § 368p Abs. 8 RVO
Die Bundesausschüsse haben unter Berücksichtigung der Therapiefreiheit und der Zumutbarkeit für die Versicherten in Richtlinien zu beschließen, welche Arzneimittel oder Arzneimittelgruppen, Verband- und Heilmittel, die ihrer allgemeinen Anwendung nach bei geringfügigen Gesundheitsstörungen verordnet werden, nicht oder nur bei Vorliegen besonderer Voraussetzungen zu Lasten der Krankenkasse verordnet werden dürfen. Die Bundesausschüsse haben hierzu auch Sachverständige der medizinischen und pharmazeutischen Wissenschaft und Praxis sowie der pharmazeutischen Industrie und der Berufsvertretungen der Apotheker anzuhören. Die Richtlinien bedürfen der Zustimmung des Bundesministers für Arbeit und Sozialordnung. Absatz 2 Satz 1 und 3 sowie Absatz 3 gelten entsprechend.

Stichwortverzeichnis

Abhilfeentscheidung 48
Ablauf des Prüfverfahrens 46, 47, 48, 49, 52, 53, 56, 60
Angelegenheiten der Kassenärzte 91, 92
Angelegenheiten des Kassenarztrechts 91, 92
Angemessene Streuung 70
Anspruchsberechtigter 9
Arbeitsgemeinschaft Ärzte/Ersatzkassen 56
Arzneimittelhöchstbetrag 29, 32, 33
Arzneimittel-Richtlinien 29, 30, 31, 89
Arzt/Ersatzkassenvertrag 14, 15
Aufgaben der Prüfeinrichtungen 43, 54, 55
Aufschiebende Wirkung 49, 50
Ausschuß der gemeinsamen Selbstverwaltung 13, 14
Ausschuß für Untersuchungs- und Heilmethoden 28, 29
Auswahlrichtlinien 58
Auswahlverfahren 46, 47, 58

Beispielhafte Einzelfallprüfung 72, 79, 80
Beistand und Bevollmächtigter 45
Berufung 93
Beschwerdeausschuß 36, 37, 48
Beschwerdekommission 55
Besorgnis der Befangenheit 45
Bewertungsausschuß für ärztliche Leistungen 13, 19, 20, 35
Bundesausschuß der Ärzte und Krankenkassen 13, 14
Bundesknappschaft 12
Bundesknappschaftsvertrag 15, 16
Bundesmantelvertrag 13, 14

Darlegungslast 83

Einheitlicher Bewertungsmaßstab 14, 16, 35
Einzelfallprüfung 70, 71
Ermessensspielraum 92, 93
Ermittlung von Amtswegen 47, 63, 83
Erprobung neuer Methoden 25, 28
Ersatzkassen 13, 14, 15
Ersatzkassen-Gebührenordnung 20
Erstes Abrechnungsquartal 67, 68, 85

Stichwortverzeichnis

Fachfremde Tätigkeit 38

Gesamtrechnung 49
Gesamttätigkeit 81, 89
Gesamtvergütung 17, 18, 19
Gesamtvertrag 13, 14

Honorarverteilungskürzung 41, 42
Honorarverteilungsmaßstab 17, 18, 19

Individuelle Prüfung 62, 63, 82

Kassenärztliche Vereinigung 10, 11, 12
Kassenärztliche Versorgung 20, 21
Kassenarztrecht 12, 13
knappschaftliche Krankenversicherung 15
Kollektivvertrag 10, 11
Kostenerstattungssystem 9, 10
Krankenkassen 12

Landesausschuß der Ärzte und Krankenkassen 13, 14
Landesschiedsamt 13, 14

Mehraufwand/Minderaufwand 64, 65, 80, 81, 82
Mittelwert 66, 73, 74
Mittlere Streubreite 73, 74
Mitwirkungspflicht des Arztes 47, 62, 63

Naturalleistungsanspruch 9, 10
Negativliste 29, 32
Normale Streubreite 70, 72

Offensichtliches Mißverhältnis 65, 66, 68

Persönliche Anhörung 57
Praxisbesonderheiten 64, 82, 83
Preisvergleichsliste 31
Prüfantrag der Krankenkassen 49
Prüfentscheidung 48, 86, 90

Stichwortverzeichnis

Prüfung auf sachlich/rechnerische Richtigkeit 38, 39, 40, 46
Prüfungsausschuß 37, 38
Prüfungskommission 54, 55
Prüfvereinbarung 44

Rechtliches Gehör 45, 46, 57
Reformatio in pejus 50, 51
Regeln der ärztlichen Kunst 24, 28
Revision 93
RVO-Krankenkassen 12

Schätzung der Unwirtschaftlichkeit 67, 80, 84, 85
Schriftlichkeit des Verfahrens 56, 57
Sonstiger Schaden 43, 44
Sozialgerichtsverfahren 91–93
Sozialgesetzbuch 44, 45
Sprechstundenbedarf 89, 90
Statistische Prüfunterlagen 47, 58
Statistische Vergleichsgruppe 69, 72, 75–79
Statistische Vergleichsprüfung 65, 66

Therapiefreiheit 26, 27
Transparenzliste 31

Vergleich mit Vorquartalen 62, 63
Vermutung der Unwirtschaftlichkeit 83
Verordnungsweise 87
Verwaltungsverfahren 44, 45, 91
Vorprüfung durch Prüfärzte 47

Widerspruchsbescheid 48, 91
Widerspruchsverfahren 48, 49, 91
Wirtschaftlichkeitsbegriff 23, 24, 25

Zulassungsverfahren 11
Zuständigkeit der Sozialgerichte 91